Nina Winkler

FIGUR-GUIDE
für Bauch, Beine, Po

Richtig abnehmen,
effektiv straffen,
nachhaltig schlank bleiben

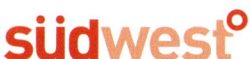

Inhalt

Schnell in Form – Workouts für einen sexy Körper

Anhang

Vorwort

Sommer, Sonne, Strand, Bikini. Lösen diese Schlagworte bei Ihnen Begeisterungsstürme aus? Wenn ja, dann gehören Sie nicht zu den knapp 90 Prozent aller Frauen, die nach repräsentativen Umfragen mit ihrer Figur unzufrieden sind und sich vor allem eines wünschen: straffe Beine, eine schlanke Mitte und einen knackigen Po – eine Bikinifigur eben.

Aber woran liegt es, dass so viele Frauen Sport treiben, sich von Diät zu Diät quälen und sich der Erfolg trotzdem nicht einstellen will? Auf die Frage, warum ein Trainingsprogramm nicht die gewünschten Ergebnisse bringt, gibt es viele Antworten: Die Auswahl der Übungen ist zu einseitig, das Workout ist nicht auf Ihre Bedürfnisse abgestimmt, der Zeitaufwand ist zu hoch, Sie können das Training deshalb nicht in Ihren Alltag integrieren, dadurch sinken Motivation und Durchhaltevermögen und vieles mehr.

Damit auch Sie endlich Erfolg haben werden und Ihrer Traumfigur ein Stück näherkommen, habe ich in diesem Ratgeber zehn unterschiedliche Workouts für Sie zusammengestellt, mit denen Sie Ihren Körper garantiert in Bestform bringen und Ihre Problemzonen gezielt bearbeiten können. Der »Figur-Guide« ermöglicht es Ihnen nämlich, Ihr Training so individuell wie möglich zu gestalten. Da jedes Workout nur etwa 15 Minuten in Anspruch nimmt, können Sie Ihre Trainingseinheiten beliebig verlängern – je nachdem, wie viel Zeit Sie investieren können und möchten.

Mein Trainingssystem ermöglicht es Ihnen, beispielsweise mehrere Workouts miteinander zu kombinieren, oder Sie picken sich zu einem Programm, das Sie ausgewählt haben, noch zusätzlich ein paar auf Ihre Bedürfnisse abgestimmten Übungen heraus und stellen sich so Ihr eigenes Workout zusammen. Sie können aber auch ganz einfach die angegebene Wiederholungszahl steigern.

Um die Effektivität eines Programms zu erhöhen, werden einige Übungen mithilfe des Gymnastikballs oder des Thera-Bands ausgeführt. Varianten erlauben es Ihnen, auch ohne diese Hilfsmittel auszukommen. Sie sind jedoch die Anschaffung wert – ich verspreche es Ihnen!

Darüber hinaus erhalten Sie ein solides Grundwissen, damit Ihr Training effektiv wird und von dauerhaftem Erfolg gekrönt ist. Dazu gehört nicht nur die richtige Technik bei der Übungsausführung, sondern auch das Wissen darüber, wie Muskeln und Skelett arbeiten, der Stoffwechsel angeregt wird oder die Energieverwertung, sprich die Fettverbrennung, funktioniert.

Zu einem erfolgreichen Trainingsprogramm – einer idealen Kombination aus Ausdauer- und Krafttraining – gehört aber auch eine gesunde Ernährung. Überdenken Sie doch mal Ihre Essgewohnheiten. Vielleicht ist das einer der Hauptgründe, warum trotz des vielen Sporttreibens die überflüssigen Pfunde bisher nicht purzeln wollten? Versuchen Sie, dauerhaft auf gesundes und figurfreundliches Essen umzustellen. Nur so holen Sie das Maximum aus einem Fitnessprogramm heraus und kommen dem Traum der Idealfigur immer näher. Legen Sie noch heute mit dem Training los und werden Sie Ihr eigener Personal Trainer!

Viel Freude beim Trainieren wünscht Ihnen

Ihre

Nina Winkler

P.S.: Wenn Sie mögen, geben Sie mir doch auch mal Feedback zum Training unter www.ninawinkler.de.

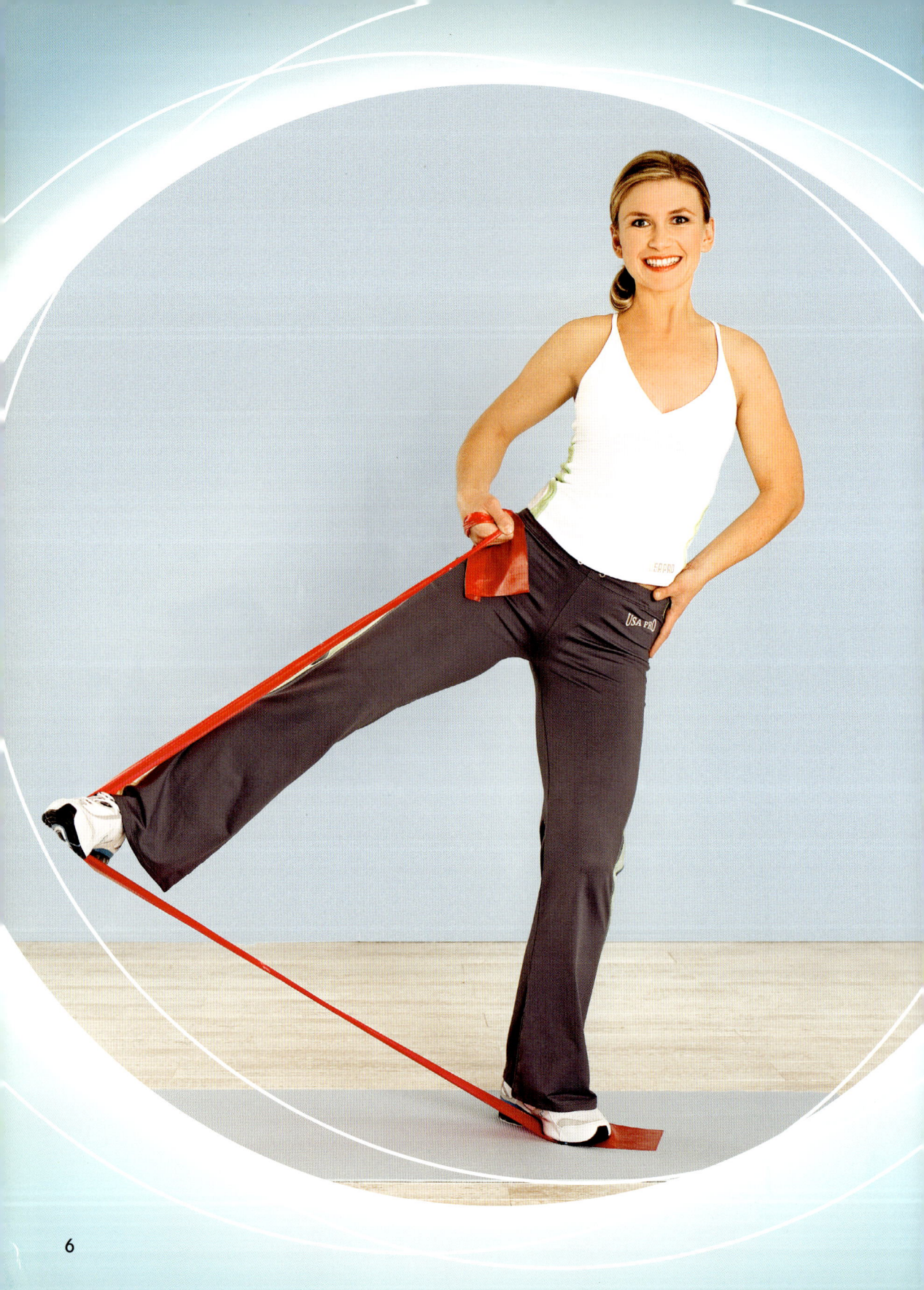

Basics
für eine Topfigur

Alles, was Sie über Ihren Körper wissen müssen, damit Ihr Training effektiv wird, finden Sie in diesem Kapitel kompakt zusammengefasst. Lesen Sie sich die folgenden Seiten aufmerksam durch, bevor Sie Ihr Trainingsprogramm starten, um das Maximum aus den Workouts herauszuholen.

Das A und O für eine gute Haltung

Elegant wie eine Tänzerin, anmutig wie eine Königin, geschmeidig wie eine Katze – mit diesen Beschreibungen verbindet man unwillkürlich Grazie, Ausstrahlung, Schönheit oder auch Charme. Diese Attribute lassen einen Menschen attraktiver erscheinen, und es liegt einzig daran, wie sich ein Mensch bewegt oder welche Körperhaltung er einnimmt.

In der heutigen Zeit lassen uns der berufliche und private Alltag kaum mehr Zeit, uns auf unseren Körper zu konzentrieren und ihn wieder bewusster wahrzunehmen. Wir haben verlernt, uns richtig zu bewegen, eine aufrechte Haltung zu bewahren und unserem Körper die notwendige Flexibilität zu verleihen, damit er gesund und in Form bleibt.

Wissen Sie noch, wie es Ihnen als Kind erging? Wie Sie keine Minute stillsitzen mochten und bei Wind und Wetter nach draußen wollten? Kinder handeln noch instinktiv und wissen, was für Körper und Knochen eine Wohltat ist. Leider zwingen uns im Erwachsenenalter dann berufliche und private Verpflichtungen zum Stillhalten. Wir bewegen uns immer weniger oder auch einseitiger, was letztendlich zu Fehlbelastungen, Rückenschmerzen und Nacken- und Muskelverspannungen führt. Wir nehmen der Bequemlichkeit halber die Rolltreppe, den Fahrstuhl oder das Auto statt des Fahrrads, um nur mal zum Bäcker um die Ecke zu fahren.

Bewegung tut gut

Sie fragen sich nun sicherlich, wie viel Bewegung ausreichend ist. Wissenschaftler haben ganz klar festgestellt: Wer weniger als 500 Schritte am Tag zurücklegt, lässt seine Muskeln verkümmern, das Herz übrigens auch. Die Konsequenzen: Knorpel können verknöchern, Bandscheiben und Knochen mürbe werden, Gelenke versteifen, um nur einige der möglichen Folgen zu nennen.

Bewegen Sie sich also, wo immer Sie können und wann immer Sie Lust dazu haben. Recken und strecken Sie sich auf Ihrem Bürostuhl, nehmen Sie die Treppe statt des Aufzugs, das Rad anstelle des Autos oder gehen Sie beim Rückweg von der Arbeit die letzte U-Bahn-Station zu Fuß. Sie halten dadurch Ihre Gelenke geschmeidig, die Muskeln flexibel und das komplexe System Körper beweglich und vor allem langfristig gesund.

Wenn der Rücken Signale sendet

Um aber nun aufrechter oder auch anmutig wie eine Königin durchs Leben zu gehen, ist ein besonderes Augenmerk auf den Rücken, genauer gesagt, auf die Wirbelsäule zu legen. Sie trägt uns nur dann aufrecht durchs Leben, wenn wir ihr eine optimale Unterstützung zukommen lassen.

Denn sobald es einmal im Rücken zwickt oder schmerzt, sendet Ihnen Ihr Körper ein Alarmsignal, Ihr Rücken spricht dann zu Ihnen: »Ich erstarre, verkümmere, erlahme! Bitte bewege mich!« Zu wenig Bewegung und Fehlbelastungen fordern nun ihren Tribut. Erdulden Sie diese Schmerzen nicht, sondern beginnen Sie noch heute mit Ihrem Trainingsprogramm, damit Sie frei von Schmerzen und vor allem aufrecht bleiben.

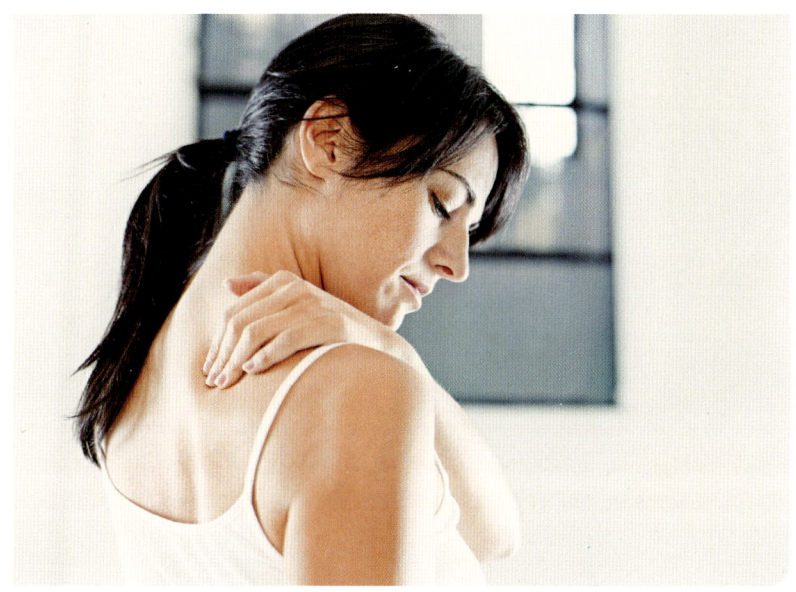

Bewegungsmangel und einseitige Belastungen führen zu Dysbalancen, Muskelverspannungen und Rückenschmerzen.

Stark, stabil und sehr sensibel – die Wirbelsäule

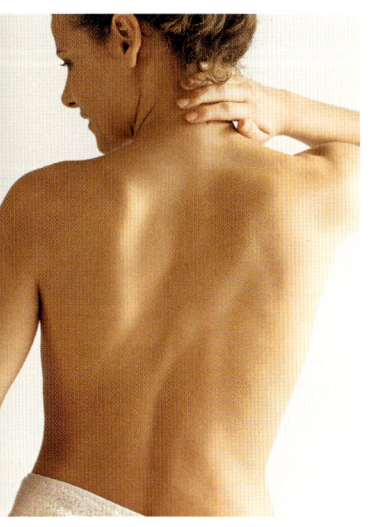

Eine gesunde Wirbelsäule ist das A und O für eine optimale Körperhaltung und garantiert einen schmerzfreien Rücken.

Eine aufrechte Haltung sieht nicht nur gut aus, wesentlich wichtiger sind die gesundheitlichen Aspekte einer rückengerechten Körperhaltung. Betrachten wir einmal unsere Wirbelsäule näher, so stellen wir fest, dass sie eine doppelte S-Form hat. Von hinten betrachtet, sollte sie gerade sein. Die Krümmung im Hals- und Lendenwirbelbereich nach vorn wird als Lordose bezeichnet, die Krümmung des Brustwirbelbereichs nach hinten als Kyphose. Diese besondere Form wirkt in sich als Stoßdämpfer und schützt vor allem unser Gehirn vor unnötigen Erschütterungen.

Vielleicht haben Sie schon einmal das Wort Hyperlordose gehört, besser bekannt als Hohlkreuz. Es ist eine krankhafte Vorwölbung des Lendenwirbelbereichs, hervorgerufen durch Bewegungsmangel oder Fehlhaltungen. Untrainierte Bauchmuskeln können die Wirbelsäule nicht mehr ausreichend stützen. Wenn zusätzlich auch die Gegenspielermuskulatur im Rückenbereich sehr schwach ist, führt das oft zu Rückenschmerzen. Das komplizierte Konstrukt Wirbelsäule kann somit seine Funktion nicht mehr erfüllen.

Raffiniert gestapelt

Unsere Wirbelsäule ist deshalb ein sehr wichtiger Baustein des Körpers. Wie Legosteine liegen die 33 einzelnen Wirbel aufeinander und sind durch Bandscheiben, Bänder, Muskeln und Wirbelbogengelenke so miteinander verbunden, dass sie trotzdem beweglich bleiben und so einiges aushalten können. Als rein knöchernes Konstrukt würde sie bereits unter zwei Kilogramm Belastung zusammenbrechen.

Die Wirbel sollen aber nicht einfach nur stabil sein. Strecken, beugen, drehen – es sind ganz schön viele Aufgaben, die das Rückgrat im Alltag immer wieder bewältigen muss. Deshalb sind die Wirbel beweglich gelagert, gleichzeitig aber auch durch Muskeln und Bänder geschützt. Damit stellt unsere Wirbelsäule einen technisch höchst anspruchsvollen und unglaublich ausgeklügelten Bauplan zwischen Stabilität und Beweglichkeit dar.

Der Baustein Wirbelkörper

Der einzelne Baustein, der Wirbelkörper, besteht aus zwei Wirbelbögen, die ein Wirbelloch umschließen, zwei Querfortsätzen an den Seiten und dem Dornfortsatz, der am Rücken ertastbar ist. Alle Wirbellöcher zusammen bilden den Wirbelkanal, in dem Rückenmark und Nervenwurzeln verlaufen. An den Einschnittstellen der Wirbelbögen entstehen die sogenannten Zwischenwirbellöcher. Durch sie treten die Spinalnerven aus, also die Rückenmarksnerven.

Die Muskeln wiederum setzen an den Dorn- und Querfortsätzen des Wirbelkörpers an. Durch die Gelenkfortsätze verbinden sich die einzelnen Wirbel beweglich miteinander und bilden so die Wirbelgelenke. Um diese Gelenke herum sind Gelenkkapseln angelegt, die viele Nervenenden enthalten, und daher schmerzanfällig sind.

Aber Wirbel ist nicht gleich Wirbel. Je nach Platzierung unterscheiden sich die einzelnen Teile unseres Körpergerüsts in Form, Größe und Aufbau voneinander. Der erste Halswirbel ist beispielsweise ein ringförmiges Bett für den Schädel, die Brustwirbel sind durch ihre Partnerschaft mit den Rippen weniger beweglich als der Rest des Teams. Neben der Stützfunktion haben die Wirbelkörper noch eine andere, sehr wichtige Aufgabe inne: die Herstellung von Blutzellen, die im Knochenmark stattfindet.

Für die Beweglichkeit unserer Wirbelsäule sorgen zusätzlich zahlreiche Muskeln und fünf Bandsysteme: Sind diese zu schwach oder verspannt, kann es rasch mal zwicken und schmerzen.

Die verschiedenen Wirbelabschnitte

24 der Wirbel sind frei beweglich und bilden verschiedene Abschnitte wie Hals-, Brust- und Lendenwirbelbereich, andere wiederum sind fest zu Steiß- und Kreuzbein verwachsen.

Die **Halswirbelsäule** mit seinen sieben Wirbelkörpern ist am beweglichsten, was diesen Bereich besonders sensibel macht. Vor allem der oberste Wirbel, genannt Atlas, ist sehr empfindlich. Denn zwischen den ersten beiden Halswirbeln gibt es keine Bandscheibe.

Nach den Halswirbeln folgen zwölf **Brustwirbel**. Aus diesen treten die Versorgungsnerven aus, zudem verläuft in den Wirbelkanälen

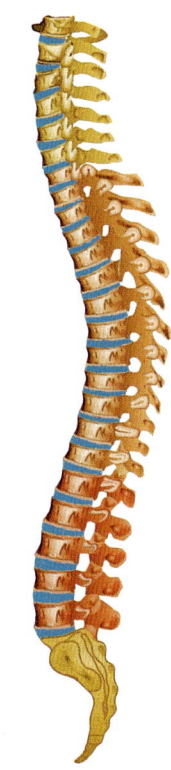

33 Wirbelkörper, angeordnet in einer doppelten S-Form, halten unseren Körper aufrecht und somit stabil.

das Rückenmark. Außerdem sitzen links und rechts neben diesen Wirbeln die Rippen.

Fünf **Lendenwirbel**, die viel Druck aushalten müssen, sind stärker gebaut als die übrigen. Das Rückenmark verläuft hier bereits nicht mehr, dafür aber die Nervenbahnen von Beinen und Becken hin zu den einzelnen Körperbereichen. Besonders im Lendenwirbelbereich gibt es häufig Probleme mit den Bandscheiben.

Die letzten neun Wirbel sind zum unbeweglichen **Kreuz- und Steißbein** verwachsen. Die hier ansetzenden Muskeln und Bänder halten die inneren Organe im Körper an ihrem Platz.

Und Mutter Natur war auch in der Auswahl des Baumaterials sehr geschickt: In Leichtbauweise sind die Knochenstrukturen konstruiert. Außen sind sie kompakt, im Inneren schwammartig porös aufgebaut. Dies sorgt für wenig Gewicht und eine hohe Belastbarkeit. Die Bandscheiben dazwischen fungieren dabei als Stoßdämpfer. Wie gut sie funktionieren, hängt mitunter stark von einer ausreichend guten Versorgung mit Wasser ab.

Ein unschlagbares Team: Wirbel und Bandscheiben

Zwischen den einzelnen Wirbelkörpern liegen die 23 Bandscheiben. Sie sind nach dem Zwiebelprinzip aufgebaut und bestehen aus Kollagenfasern. In der Mitte der Bandscheibe liegt der wasserhaltige Gallertkern, der wie ein Kugellager funktioniert. Bandscheiben enthalten keine Blutgefäße und sind deshalb auf Zug und Druck angewiesen, um optimal versorgt und erhalten zu werden. Durch Überbelastung, Fehlhaltungen und Bewegungsmangel zusammen mit einer Vorschädigung der Bandscheibe kann es zum Bandscheibenvorfall kommen. Hier werden Teile der Bandscheibe in den Wirbelkanal gedrückt, dort, wo das Rückenmark verläuft, und Nervenwurzeln eingeklemmt.

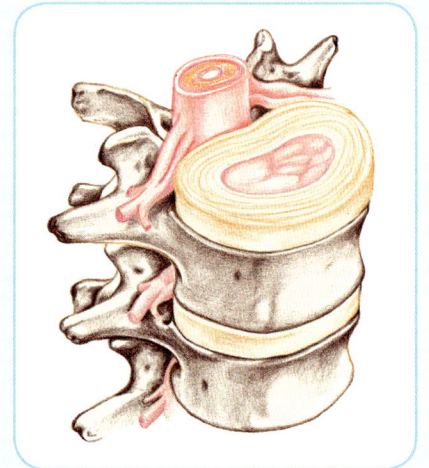

Die Muskeln – starke Partner der Wirbelsäule

Um sich zu bewegen, benötigt der Mensch etwa 300 Muskeln. Die großen Muskeln verlaufen dabei in sogenannten Muskelschlingen und sind zum Beispiel bei den Dreh- und Beugebewegungen des Rumpfes gefordert. Aber auch die sehr kleinen, tiefer liegenden Muskeln müssen trainiert werden. Besonders die rumpfnahen Muskeln stabilisieren Wirbelsäule und Gelenke und sind für die Feinjustierung von Bewegungen zuständig.

Schmerzen und Verspannungen entstehen nicht, weil die großen Muskeln zu schwach sind, sondern vor allem wegen der untrainierten kleineren Muskeln, der Basis, die neben den äußeren, großen Muskeln für einen starken, gesunden Körper wichtig sind und ihnen mehr Stabilität verleihen.

Ihr Training sollte deshalb Bewegungen und Übungen beinhalten, die nicht nur einen einzigen Muskel, sondern ganze Muskelketten fordern. Ihren Rücken- und Bauchmuskeln sollten Sie dabei besondere Aufmerksamkeit schenken, denn sie sind es, die unsere Wirbelsäule gut stützen und aufrecht halten.

Power aus der Mitte mit Core-Kraft

In Zusammenhang mit verschiedenen Trainingsprogrammen, besonders wenn es um das Bodyshaping geht, ist Ihnen bestimmt schon öfter das Wort »Core« begegnet, und Sie haben sich gefragt, was dieses Wort überhaupt bedeutet. Es ist ganz einfach: Mit Core ist die Körpermitte, der Rumpf gemeint. Wenn nun die Rede von Core-Muskeln ist, bedeutet das, dass mit bestimmten Übungen nicht nur die großen, sichtbaren, sondern die kleinen, tiefer liegenden Muskeln, insbesondere des Rumpfes, trainiert werden, beispielsweise der quer verlaufende Bauchmuskel oder stabilisierende kleine Hilfsmuskeln am Rücken.

Als Core-Muskeln werden also die kleinen, tiefer liegenden Muskeln, die nach sportwissenschaftlicher Definition zu keinen großen Muskelgruppen gehören, bezeichnet und unterstützen die großen Mus-

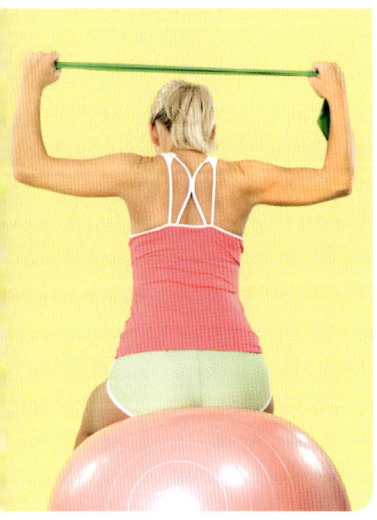

Übungen mit dem Thera-Band unterstützen die Muskelanspannung und trainieren auch die tief liegenden Muskeln.

keln in ihrer funktionellen Arbeitsweise. Dabei sorgen die skelettnahen Muskeln des Rumpfes für eine aufrechte Haltung. Werden bei einem Krafttraining diese Muskeln intensiv trainiert, erlangt Ihr Körper eine Grundspannung im Alltag, die sich auch in Ihrer äußerlichen Haltung widerspiegelt. Mit bestimmten Übungen bauen Sie also Core-Kraft von innen auf, die Ihnen zu einer idealen Körperhaltung verhilft.

Oft sind es nur kleine Tricks, die die Effektivität der Übungen steigern, beispielsweise wenn Sie mit einem Gymnastikball oder einem Thera-Band trainieren, wie etwa in Workout 1 für »straffe Arme und schöne Schultern« (→ ab Seite 42) oder in Workout 7, »BBP complete« → ab Seite 100). Aber nicht nur mit Hilfsmitteln, sondern auch mit komplexeren Übungen und Bewegungsabläufen werden zahlreiche Muskelketten aktiviert und nicht nur ein einzelner Muskel isoliert gekräftigt. So erreichen Sie auch die Ansätze der Muskeln und die stabilisierenden, tief liegenden Muskeln. Das sind die Muskelschichten, die ein Krafttraining mit einfachen dynamischen Bewegungen schlicht vernachlässigt, im Gegensatz zu einem funktionellen Training. Gleichzeitig werden die großen, schützenden Muskeln darüber in Form gebracht.

Schon nach drei bis vier Wochen werden Sie erste Veränderungen sehen und spüren. Ihre Haltung wird aufrechter und stabiler, Rückenschmerzen und Nackenverspannungen werden gelindert oder verschwinden sogar ganz, der Bauch wird flacher und Sie wirken dadurch schlanker.

Die neutrale Haltung – optimal aufgerichtet

Besitzt Ihr Körper eine gewisse Grundspannung, sollte die Haltung optimal sein. Wie es um Ihre Haltung bestellt ist, wissen Sie, wenn Sie einen seitlichen Blick in den Spiegel werfen. Vergleichen Sie Ihre Körperhaltung doch mal mit den folgenden Bildern: Ähnelt Ihre Haltung eher der auf den Bildern links und in der Mitte? Oder liegt Ihr Körper auf einer gedachten senkrechten Linie? Wenn Letzteres zutrifft, ist Ihre Wirbelsäule optimal aufgerichtet, das Becken in einer neutralen Stellung und somit auch Ihr Körper in der neutralen, natürlichen Haltung: Kopf, Schultergelenke, Hüften, Knie und Fußgelenke sind in etwa auf einer Linie.

Wenn jemand beispielsweise Rückenschmerzen hat, die Muskeln also verspannt sind, nimmt der Körper die Position ein, mit der er am besten mit den Schmerzen fertig wird. Er gleicht also zu Ungunsten der optimalen Körperhaltung aus. Das führt zu Fehlbelastungen und -haltungen.

Ein Kugelbäuchlein und ein vorgeschobenes Becken etwa, wie im Bild links, deuten auf einen untrainierten und verkürzten unteren Rückenbereich hin. Ein zu weit nach vorn geschobener Kopf dagegen, wie im Bild in der Mitte, lassen auf eine mangelhaft gedehnte Brustpartie schließen.

Es ist deshalb besonders wichtig, dass Sie sich mit der eigenen Körperwahrnehmung auseinandersetzen und lernen, die eigene Haltung einzuschätzen. Nur so können Sie Dysbalancen und Spannungen dauerhaft abbauen.

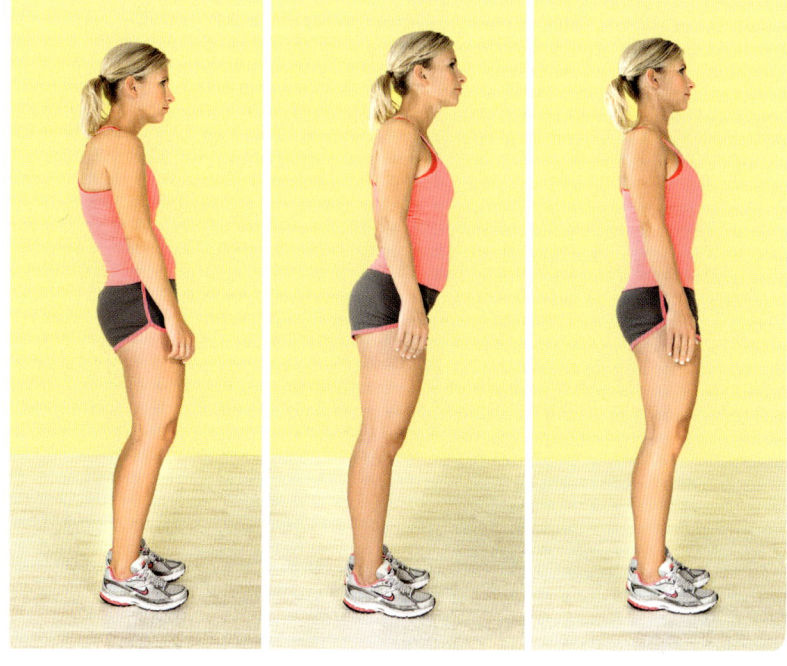

Ist Ihr Rücken gesund und sind die Muskeln entspannt, sollte Ihre Körperhaltung dem Bild ganz rechts entsprechen.

Körperspannung und schöne Formen mit Core-Kraft

Auf dem Weg zu einem schlanken und gut proportionierten Körper mit wohlgeformten, starken Muskeln ist die richtige Ausführung der Übungen beim Muskeltraining sehr wichtig. Es spielt aber auch, wie bereits erwähnt, die optimale Körperhaltung eine besondere Rolle, die nur durch die Grundspannung der Muskeln erreicht wird. Je geschmeidiger eine Bewegung ist, desto mehr Körperspannung ist notwendig, die wiederum aus Ihrer Core-Kraft resultiert.

Beobachten Sie doch einmal eine Ballerina, ihre extrem aufrechte Haltung und die exakten Bewegungen. Beim Ballett wird mehr als bei jeder anderen Sportart die Körperspannung und somit die Core-Kraft trainiert, also die Kräftigung der kleinen, tief liegenden Muskeln. Deshalb ist es für die Ballerina ein Leichtes, ihr Bein bei einer Arabesque hochzuhalten. Durch die erworbene Körperspannung kann sie sich vielmehr auf die Feinheiten konzentrieren, wie ihren Ausdruck, die Kopf- oder Fingerhaltung, die ihren Bewegungen den letzten Schliff geben. Das ist wahre Muskelleistung!

Eine erhöhte Körperspannung bedeutet deshalb auch, dass Ihre Muskeln ständig arbeiten, der Kalorienverbrauch dadurch höher ist und Sie sich weniger anstrengen müssen. Mehr Muskeln sorgen also auch für einen besseren Stoffwechsel und mehr Dynamik im Alltag.

Die Grundspannung aufbauen

Um die Grundspannung aufzubauen, müssen Sie nicht unnötig Gewichte stemmen. Schöne, schlanke Muskelformen erreichen Sie allein durch Ihre eigene Muskelkraft. Es werden lediglich die für Sie optimalen Proportionen herausgearbeitet, denn mit Core-Kraft trainieren Sie die tief sitzenden Muskelpartien und zurren Ihr Muskelkorsett von innen fest. Achten Sie deshalb bei der Ausführung der Übungen in den Workouts darauf, zuerst die richtige Haltung einzunehmen und dann die für die Übungsausführung notwendige Grundspannung im gesamten Körper aufzubauen. Nur so wird das Training effektiv, und auch Ihre Haltung wird sich im Alltag wesentlich verbessern. Am besten wird die Grundspannung im neutralen, aufrechten Stand deutlich.

→ Stellen Sie sich aufrecht hin und öffnen Sie die Füße hüftbreit. Drehen Sie die Füße dabei nur ganz leicht nach außen. Spreizen Sie die Zehen und versuchen Sie, die Fußinnenkanten nach oben zu ziehen. Gleichzeitig drücken Sie die Fußgelenke etwas nach außen und pressen die Fersen bewusst fest in den Boden. Ihr Körpergewicht ist nun gleichmäßig auf beide Füße verteilt.

→ Spannen Sie nun die Oberschenkelmuskeln an. Dabei spüren Sie, dass die Kniescheiben nach oben gezogen werden. Die Gesäßmuskeln sind möglichst entspannt.

→ Um das Becken in die neutrale Position zu bringen und somit auch die Wirbelsäule aufzurichten, bauen Sie die Bauchspannung auf: Ziehen Sie den Bauchnabel nach innen oben, also in Richtung Rippen, und spannen Sie zusätzlich den Beckenboden an. Ihr Steißbein senkt sich dabei leicht in Richtung Boden ab. Aktivieren Sie Ihren Rückenstrecker ebenfalls.

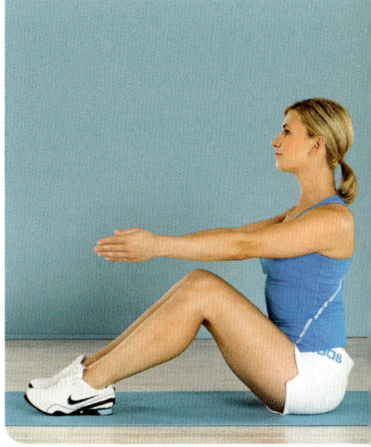

Nehmen Sie auch bei Übungen, die im aufrechten Sitz beginnen, die erforderliche Grundspannung ein.

→ Versuchen Sie nun, das Brustbein aufzurichten. Ziehen Sie dazu die unteren Rippenbögen zueinander und gleichzeitig die Schultern nach hinten unten, sodass sich die Schulterblattspitzen annähern. Öffnen Sie dabei die Schlüsselbeine weit zu den Seiten, sodass sie sich möglichst auf einer Linie befinden. Dies geschieht allein mit Muskelanspannung und nicht über die Atmung! Sie können dabei die Handflächen nach vorn drehen. So wird die Aufrichtung des Brustbeins unterstützt.

→ Drehen Sie nun die Handflächen wieder zum Körper, die Oberarme bleiben leicht nach außen gedreht, und behalten Sie die Muskelanspannung in den Armen bei.

→ Richten Sie nun die Halswirbelsäule auf, indem Sie das Kinn leicht nach innen ziehen. Stellen Sie sich nun vor, jemand würde Ihren Scheitel senkrecht nach oben ziehen. Sie sollten jetzt einen leichten Zug am Hinterkopf spüren.

Anfangs ist diese Stellung wahrscheinlich etwas ungewohnt. Aber je öfter Sie sich dieser Muskelanspannung bewusst werden, desto leichter fällt es Ihnen, bei der Ausgangsposition der einzelnen Übungen in den Workouts die Grundspannung einzunehmen.

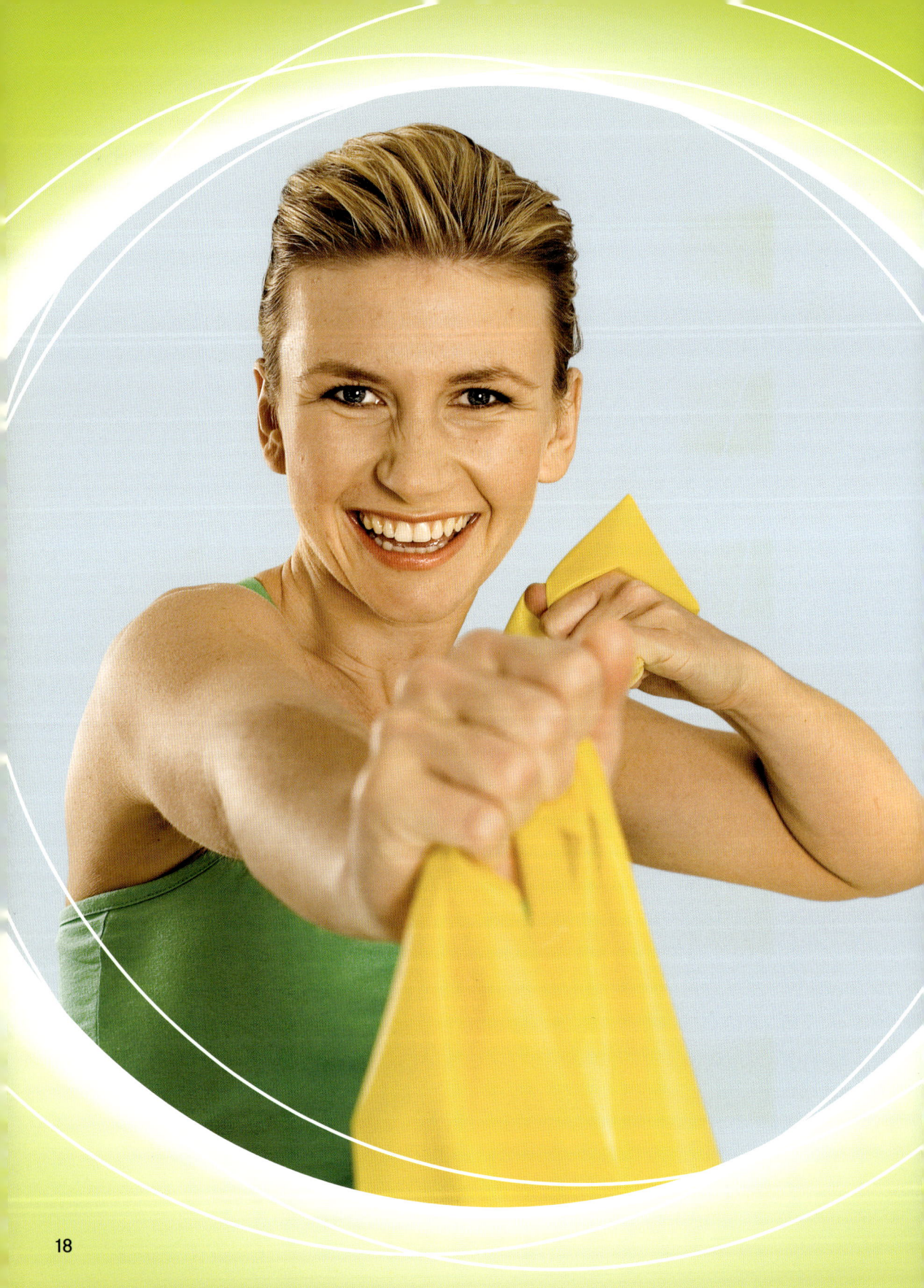

Fatburning –
Power für den Stoffwechsel

Um die Kalorienverbrennung richtig anzu-
kurbeln und den Körper zur bestmöglichen
Energieverwertung zu bewegen, sollten Sie
ein paar Dinge wissen. Denn Ausdauer und
Fatburning gehen Hand in Hand. Je länger
Sie trainieren, desto mehr Möglichkeiten der
Fettverbrennung bieten sich.

Wie der Körper Energie verbrennt

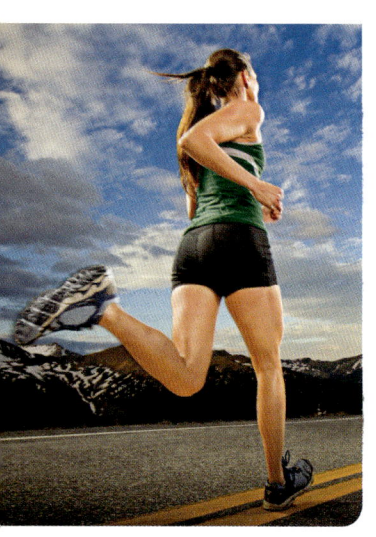

Nur wer Kraft und Ausdauer trainiert, sorgt für eine effektive Fettverbrennung und einen aktiven Stoffwechsel.

Sie fragen sich, was Muskeltraining mit Fettverbrennung zu tun hat? Eine ganze Menge: Eine gut ausgebildete muskuläre Basis ist ausschlaggebend dafür, ob das Fatburning effektiv ist oder nicht. Andersherum ist es aber ebenso wichtig, Ihre Ausdauer zu trainieren, damit Ihr Herz-Kreislauf-System in Schwung kommt und der Stoffwechsel angeregt wird. Sie können mehr Power in jeden Laufschritt, jede Radumdrehung und jeden Schwimmzug legen, im Alltag strotzen Sie nur so vor Energie.

Damit Ihr Körper nun auf die richtigen Depots zurückgreift, um optimal Energie zu verbrauchen, sollte Ihr Trainingsprogramm idealerweise eine Kombination aus Kraft und Ausdauer sein. Zusammen mit einer gesunden Ernährung ist das die beste Voraussetzung, um dauerhaft schlank, fit und gesund zu bleiben.

Dazu möchte ich Ihnen ein paar Grundlagen an die Hand geben, wie Muskeln Energie verwerten, wann der Körper auf Fettdepots zurückgreift und wie er Energie verbraucht, welchen Einfluss das Training auf den Hormonhaushalt hat und wie Ihr Trainingsprogramm aussehen könnte. Ein paar wichtige Grundsätze für eine gesunde Ernährung dürfen dabei nicht fehlen. Denn wenn Sie wissen, wie Ihr Körper funktioniert und was passiert, dann wissen Sie auch, wie Sie trainieren und sich ernähren sollten.

So werden Fettdepots geknackt

Einen sich hartnäckig haltenden Fitnessmythos möchte ich an dieser Stelle ausräumen: Die Fettverbrennung startet nicht erst nach 30 Minuten! Die Energiebereitstellung hängt von der Dauer und der Intensität der Belastung ab – und Sie benötigen bei jeder Aktivität auch Energie aus Fettkalorien. Wie viel Energie anteilig aus den Fettdepots geschöpft wird, hängt von Ihrem persönlichen Trainingszustand ab. Zu Beginn des Trainings wird weniger, mit zunehmender Dauer immer mehr Energie aus den Fettreserven entnommen. Vor allem bei längerer und geringer Belastung werden die Fettdepots anteilig stärker gefordert. Der absolute Kalorienverbrauch ist bei intensiverer

Bewegung höher. Dabei werden die Kohlenhydratspeicher stärker entleert. Diese müssen nach dem Training wieder gefüllt werden – und bei negativer Energiebilanz kommen dann, nach dem Training, wieder die Fettdepots zum Einsatz.

Ein Beispiel: Eine 60 Kilogramm schwere Frau joggt 60 Minuten lang mit 8 km/h durch den Park. Dabei verbraucht sie 480 Kilokalorien (kcal). Steigert sie das Tempo auf 12 km/h, sind es bereits 740 Kilokalorien. Im ersten Beispiel werden anteilig von der Gesamtkalorienmenge mehr Kilokalorien, im zweiten anteilig weniger Kilokalorien aus den Fettdepots verbrannt, aber in absoluten Zahlen ist der Fettkalorienanteil im zweiten Beispiel höher.

Ein zweites Gerücht, das sich hartnäckig hält, möchte ich ebenfalls aus dem Weg räumen: Die Fettverbrennung funktioniert nicht punktuell. Sie können also beim Abnehmen nicht gezielt an den Beinen oder am Bauch Fett abbauen, sondern immer nur am ganzen Körper. Allerdings funktioniert der Fettabbau gegenläufig zum Fettaufbau: Haben Sie zuletzt an Bauch oder Schenkeln zugenommen, so werden diese Stellen aller Wahrscheinlichkeit nach bei der Fettverbrennung zuerst angezapft.

Trainieren Sie figurgerecht

Sie können Ihre Figur beim Fatburning allerdings geschickt unterstützen, indem Sie eine für Ihre Figur passende Ausdauersportart wählen. Neigen Sie beispielsweise zur typischen Birnenfigur mit schmalem Oberkörper und ausladendem Gesäß, würde ich Ihnen zum Rudern oder auch zum Langlaufen raten. Dabei werden die Muskeln am Oberkörper gefordert, und es kommt neben der Fettverbrennung auch zu einem Ausgleich der Proportionen. Die Beine würde ich bei einer Birnenfigur im Cardiotraining nur maßvoll beanspruchen. Meistens neigen Frauen mit Fettpölsterchen an den Außenseiten der Oberschenkel auch zu Cellulitis. Das bedeutet, dass das Gewebe schlecht durchblutet wird und starke Aufprallbewegungen, beispielsweise beim Laufen oder Springen, dazu führen könnten, dass kleine Äderchen platzen. Wählen Sie daher sanfte Sportarten ohne großen Aufprall aus, wie etwa Schwimmen oder das Cardiotraining auf dem Crosstrainer.

Glücksgefühle für den Hormonhaushalt

Ein Cardiotraining sorgt nicht nur für ein verbessertes Herz-Kreis-lauf-System, es hebt auch nachweislich die Stimmung. Das liegt an den Hormonen Noradrenalin und Dopamin, die darüber hinaus auch für Geistesblitze und Kreativität verantwortlich sind. Unterstützend sorgt Serotonin für mehr Aktivität und zügelt zudem den Appetit. Bei langen, langsamen Cardioeinheiten werden zudem viele Endorphine vom Körper hergestellt, die für Glücksgefühle sorgen. Aber noch nicht genug des Guten: Bei regelmäßiger sportlicher Aktivität wird auch das Wachstumshormon HGH produziert. HGH ist die Abkür-zung für Human Growth Hormone, eines der zahlreichen Synonyme für das im menschlichen und tierischen Organismus natürlich vor-kommende Somatotropin, wie das Wachstumshormon medizinisch bezeichnet wird. In der Pubertät ist die Produktion am höchsten, da es essenziell für das Längenwachstum ist. Am meisten davon wird in Muskeln, Leber, Niere, Knochen und Knorpeln gebildet. Somatotro-pin erhöht außerdem den Blutzuckerspiegel, wirkt fettabbauend, regt die Zellbildung an und verlangsamt den Alterungsprozess. Hormon-forscher sind sich deshalb einig, dass regelmäßiges Cardiotraining das »hormonelle Alter« um etwa zehn Jahre zurücksetzen kann. Das zahlt sich vor allem in der Lebensmitte aus.

Des Weiteren wirkt sich ein Herz-Kreislauf-Training günstig auf das Stresslevel aus. Es werden hauptsächlich die Hormone Adrenalin und Kortisol, die fahrig, nervös und unkonzentriert machen, abge-baut. Im Gegensatz dazu steigt der Testosteronspiegel dabei leicht an und bewirkt eine Steigerung der Leistungsfähigkeit, der Ausdauer und der Lust.

Mit Muskelkraft zu mehr Ausdauer

Wenn wir von der Effizienz eines Trainings sprechen, bedienen wir uns zunächst einmal der beiden Parameter Wattleistung und Herzfre-quenz. Die Wattleistung sollte während des Trainings möglichst hoch, die Herzfrequenz möglichst niedrig sein. Wattleistung bedeu-tet in diesem Zusammenhang dasselbe wie Kraftausdauer. Um mög-lichst lange zu radeln, zu laufen oder zu schwimmen, benötigen Sie

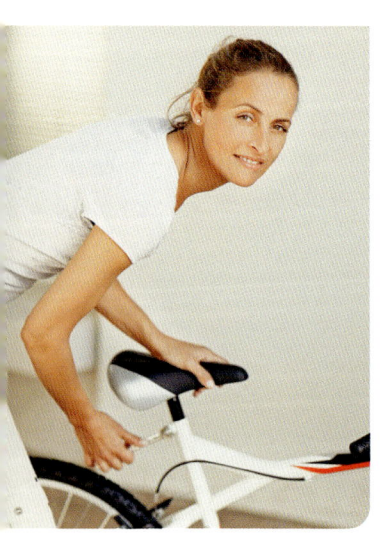

Nur wer sich regelmäßig sportlich betätigt, setzt eine Menge Hormone frei, die für gute Stimmung und viel Energie sorgen.

nicht nur Ausdauer, sondern ebenfalls Kraft. Fehlt Ihnen diese, halten Sie weniger lange durch, weil Ihr Körper in kürzerer Zeit mehr Kraft aufwenden muss als nötig. Kombinieren Sie also das Krafttraining mit einem Herz-Kreislauf-Training. Es wirkt sich nicht nur positiv auf Körperhaltung und wohlgeformte Muskeln aus, sondern auch auf Ihre Gesundheit. Mit einem Cardiotraining verbessern Sie Ihre **aerobe Fitness** und trainieren die Ausdauer. Sie stärken damit Ihr Herz und beugen Krankheiten vor, da mit zunehmender Ausdauer mehr Sauerstoff aufgenommen und die Blutzirkulation im Körper angeregt wird. Der Sauerstoff kommt den Muskeln zugute, der dort in Energie umgewandelt wird.

Im Gegensatz dazu steht das **anaerobe Training.** Ihr Körper verbraucht mehr Sauerstoff, als er durch die Atmung aufnehmen kann. Die Muskeln übersäuern, sie ermüden, und Sie müssen das Training abbrechen. Grundsätzlich bedeutet es jedoch nicht, dass das anaerobe Training vermieden werden sollte oder schädlich ist. Je öfter und länger Sie die Ausdauer trainieren, desto besser wird sich der Körper daran gewöhnen, auch mit dieser Form der Energiegewinnung umzugehen. Deshalb ist neben dem Ausdauertraining ein Muskeltraining unerlässlich, um den Stoffwechsel permanent anzuregen und zu fördern.

Und noch ein Vorteil des Muskeltrainings darf nicht außer Acht gelassen werden: Die Muskeln werden wieder elastisch und flexibel, Ihr Körper gewinnt an Dynamik und Flexibilität zurück. Bei jeder Bewegung verbraucht der Muskel Energie. So wird bei der Kontraktion, also der Muskelanspannung, der Muskel zusammengezogen und Energie gespeichert. Bei der Gegenbewegung wird er in die Länge gezogen und verbraucht sie wieder.

Die Kombination von Cardio- und Muskeltraining sorgt also dafür, dass Ihr Körper wieder leistungsfähiger wird. Dynamik, Schnelligkeit und Elastizität kehren zurück, und auf Dauer wirkt sich das auch auf Ihre Gesundheit aus.

> **Her mit den Muskeln**
>
> Muskeln verbrennen mehr Energie als Fettgewebe – schon im Ruhezustand benötigen 500 Gramm trainierte Muskeln 50 Kalorien pro Tag, Fettgewebe dagegen nur 20 Kalorien. Je höher also der Anteil an Muskelmasse, desto höher ist der Energieverbrauch.

Die Basis für effektives Fatburning

Bevor Sie loslegen, sollten Sie zunächst einmal Ihren derzeitigen Fitnessgrad kennen. Es macht einen gewaltigen Unterschied, ob Sie bereits eine Grundlagenausdauer besitzen und schon Muskeln aufgebaut haben, oder ob Sie erst einsteigen, wenig bis gar keine Trainingserfahrung haben und gleichzeitig auch noch ein paar Pfunde verlieren möchten.

Bauen Sie Ihr Fatburning-Programm, also Cardio- und Krafttraining, deshalb langsam auf und steigern Sie sich mit der Zeit. Ihr Körper benötigt zu Anfang eine Anpassungszeit. Herz, Kreislauf und Muskeln sollen sich allmählich an die Belastung gewöhnen, damit Ihr Stoffwechsel in Zukunft dauerhaft aktiv bleibt.

Den Body-Mass-Index (BMI) berechnen

Zuerst einmal sollten Sie Ihren BMI, den Body-Mass-Index (Körpermassezahl), kennen, um zu wissen, mit welcher Power Sie ins Training einsteigen können. Der BMI zeigt Ihnen die Relation zwischen Körpergröße und Gewicht an. Nur wenn Sie im Normalbereich liegen, können Sie sofort mit dem Trainingsprogramm starten. Dabei ist zu beachten, dass der BMI bei Frauen grundsätzlich etwas niedriger ist als bei Männern, weil sie generell weniger Muskelmasse besitzen. Mit zunehmendem Alter steigt der BMI nochmals etwas an. Die Formel ist ganz einfach:

BMI = Kilogramm/(Körpergröße)^2

Ein Beispiel: $60/(1,65 \text{ cm} \times 1,65 \text{ cm})^2 = 22,04$

Dieser Wert liegt laut nachfolgender Tabelle also im Normalbereich.

Gewicht	Männer	Frauen
Untergewicht	< 20	< 19
Normalgewicht	20 bis 25	19 bis 24
Leichtes Übergewicht	26 bis 30	25 bis 30
Übergewicht/Fettleibigkeit	> 30	> 30

Ihre optimale Pulsfrequenz

Beim Ausdauertraining ist das A und O die optimale Herzfrequenz. Um zu wissen, ob Sie im richtigen Pulsbereich trainieren, ist die Anschaffung eines Herzfrequenzmessers mit Brustgurt von Vorteil. Das Gerät misst ziemlich exakt und verfügt über eine Speicherfunktion. Lassen Sie sich im Fachhandel beraten, welches Gerät für Ihre Zwecke das geeignete ist. Mit dem Herzfrequenzmesser stellen Sie sicher, dass Sie die angestrebte Zielzone Ihres Pulses auch einhalten. Die Messung am Handgelenk oder an der Halsschlagader ist zwar auch möglich, aber vergleichsweise ungenau und unpraktisch, denn Sie müssten Ihr Training kurz unterbrechen, um zu messen. Ein Messgerät mit Brustgurt dagegen hält Sie ständig auf dem Laufenden und ist die bessere Wahl. Für die richtige Herzfrequenz werfen Sie einen Blick auf das nachfolgende Diagramm. Wählen Sie zuerst Ihr Alter aus, anschließend das Cardioprogramm, das Sie absolvieren möchten. Ziehen Sie eine senkrechte Linie bis zum oberen Rand des ausgewählten Bereichs und anschließend zwei waagrechte Linien am unteren und am oberen Rand des Streifens nach links. So ergeben sich Ober- und Untergrenze der Zielzone Ihres Pulses.

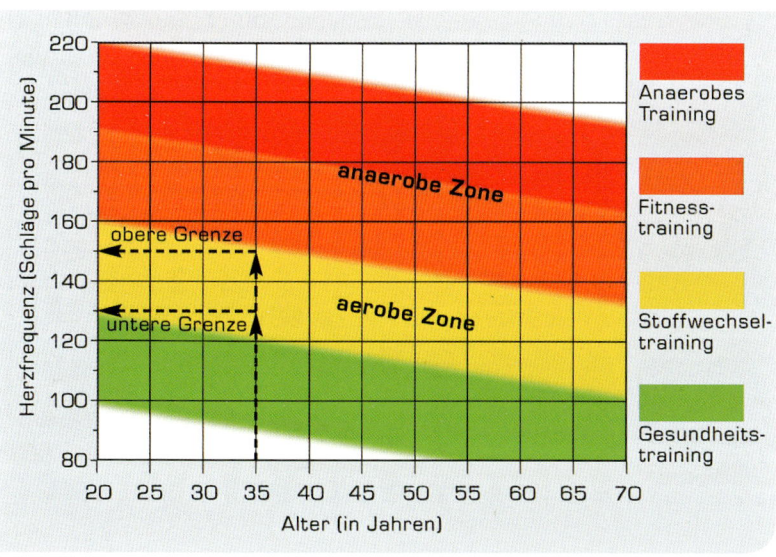

Die Wahl des Cardiotrainings

Für eine effektive Fettverbrennung empfehle ich Ihnen Sportarten, bei denen möglichst viel Körpermuskulatur bewegt werden muss. Beim Radfahren beispielsweise werden nur rund zwei Sechstel der Muskulatur beansprucht, beim Laufen dagegen sind es schon fünf Sechstel. Gute Fatburner-Sportarten sind neben dem Laufen auch Schwimmen, Rudern, Laufen auf dem Ellipsentrainer und Spinning, das vor allem für Intervall-Cardioeinheiten sinnvoll ist, aber auch Langlaufen, Skitouren gehen, Berglaufen, Inlineskaten oder Nordic Walking. Im Grunde können Sie fast jede beliebige Ausdauersportart in Ihr Trainingsprogramm einbeziehen. Wichtig ist nur, dass Ihnen die jeweilige Sportart Spaß macht und dass Sie mit der Bewegungstechnik vertraut sind. Optimal wäre es, wenn Sie die Bewegungsausführung gelegentlich von einem Profi, beispielsweise einem zertifizierten Trainer, überprüfen und korrigieren lassen.

Ein Ausdauertraining lässt sich auch in den eigenen vier Wänden absolvieren. Wenn Sie bereits Erfahrung mit Aerobic haben, können Sie das auch zu Hause machen.

Wer aber doch lieber in der Gruppe trainiert, kann sich einer Laufgruppe anschließen, mit Freundinnen trainieren oder im Fitnessstudio an entsprechenden Stundenangeboten teilnehmen. Informieren Sie sich vorher über den Kursplan. Aber selbst wenn es keine passenden Kurse für Sie gibt, können Sie Ihre Ausdauereinheiten auf Laufband oder Crosstrainer durchführen.

Wenn Sie bereits Ihren Lieblingssport betreiben, versuchen Sie, ihn zu klassifizieren. Beurteilen Sie selbst, ob es sich um eine Ausdauersportart handelt. Das ist immer dann der Fall, wenn es sich um gleichförmige, nicht abreißende Bewegungen handelt, die Sie mindestens eine Stunde lang durchhalten können, und bei der mindestens drei Sechstel der Körpermuskulatur in Bewegung sind. Bei allen anderen Sportarten rate ich Ihnen: Ersetzen Sie das Muskeltraining nicht durch Ihren Lieblingssport! Machen Sie diesen lieber zusätzlich und überlegen Sie gut, wie hoch dabei der Energieverbrauch ist. Womöglich lässt er Sie beim Krafttraining sogar schneller müde oder kraftlos werden.

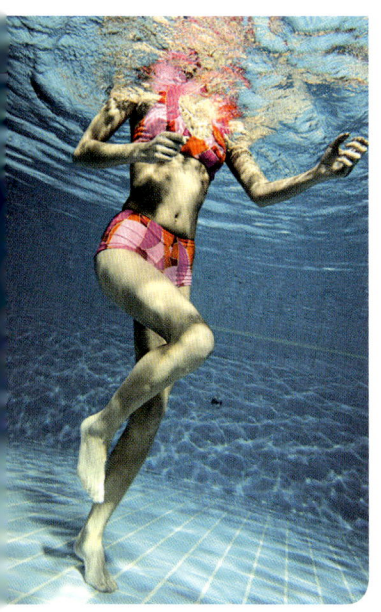

Wer beim Schwimmen nicht die richtige Technik beherrscht, für den ist Aqua-Fitness unter Trainingsanleitung ideal.

Die richtige Kleidung

Die perfekte Ausrüstung beginnt am Fuß. Die Aufgaben, die ein guter Schuh zu erfüllen hat, sind Führung, Dämpfung und Unterstützung. Wussten Sie, dass Laufschuhe nach etwa 1000 Kilometern Laufleistung nicht mehr ausreichend dämpfen? Egal, für welchen Sport Sie die Schuhe auswählen, ob für drinnen oder draußen. Es gibt für jede gewünschte Anforderung das passende Schuhwerk. Greifen Sie nicht zum erstbesten Angebot, sondern begutachten Sie den Schuh genau. Am besten lassen Sie sich im Fachhandel kompetent und persönlich beraten.

Für die übrige Bekleidung gilt: Funktionelle Kleidung aus speziellen Fasern ist angenehm zu tragen und Baumwollkleidung deutlich an Komfort überlegen, aber nicht zwingend notwendig. Entscheiden Sie selbst, welches Material Sie am meisten anspricht, was Sie benötigen und was überflüssig ist. Frauen sollten jedoch noch zusätzlich unbedingt auf einen gut sitzenden Sport-BH achten, damit das Gewebe nicht leidet.

Kontrollieren Sie Ihren Puls

Bei der von Ihnen gewählten Ausdauersportart sollten Sie den Puls leicht kontrollieren können. Nur wenn Sie in der angegebenen Zielzone trainieren, bekommt Ihr Körper über die Atmung auch genügend Sauerstoff, der wiederum die Fettverbrennung ankurbelt. Beim Laufen etwa lässt sich der Puls bestens kontrollieren, und Sie können die Intensität der Bewegung gut beeinflussen. Das Atmen fällt leicht, und eine gute Lauftechnik ist relativ leicht zu erlernen. Auch bei Nordic Walking ist der Puls noch relativ einfach zu kontrollieren. Dafür müssen Sie das Gehen nicht unbedingt unterbrechen, um einmal für ein bis zwei Sekunden den Stockeinsatz gegen den Blick auf die Pulsuhr zu tauschen.

Abraten dagegen würde ich Ihnen vom Schwimmen, wenn Sie nicht im Verein waren und die Technik nicht beherrschen. Bedenken Sie, dass der Puls im Wasser ohne gute Technik immer schlechter auf das geforderte Level kommt. Jeder Blick auf das Messgerät unterbricht außerdem Ihren Schwimmrhythmus. Eine mögliche Alternative für Wasserratten sind Kurse wie Aqua-Jogging oder Aqua-Fitness.

Das Drei-Stufen-Programm

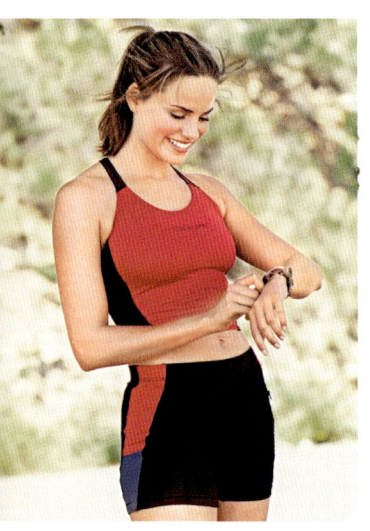

Ein Herzfrequenzmesser unterstützt Sie dabei, dass Sie beim Cardiotraining immer in der richtigen Pulszone trainieren.

Für ein effektives Fatburning ist als erstes Grundlagenausdauer notwendig. Sicher ist Ihnen bekannt, dass langes, langsames Ausdauertraining, beispielsweise das Laufen, die Fettverbrennung besonders ankurbelt. Das ist im Prinzip auch richtig, jedenfalls zu Beginn dieses Programms. Nur wenn Sie Ihrem Körper beibringen, dass er von Anfang an schnell auf die Fettreserven zugreifen soll, wird er lernen, schneller umzuschalten.

Neben der Ausdauer gehört zu einem Basistraining auch die Kräftigung der Rumpfmuskulatur, Ihr Rüstzeug, um gesund und effektiv zu trainieren. Denn nur mit einer optimalen Basis erreichen Sie die besten Ergebnisse. Parallel zu Ihrem Ausdauertraining starten Sie also auch mit dem Core-Training, beispielsweise mit Workout 2 ab Seite 52, Workout 4 ab Seite 72 oder Workout 8 ab Seite 112.

Nachdem Sie also Ihren BMI und Ihre optimale Pulsfrequenz kennen sowie Ihre Ausdauersportart gewählt haben, kann es losgehen mit dem Training. Das Training ist in drei Stufen aufgebaut:

1. Cardio-Basic-Programm
2. Sanftes Intervalltraining
3. Power-Kicks

Das Cardio-Basic-Programm

Ziel des Cardio-Basic-Programms ist es, wöchentlich ein 60-minütiges Cardiotraining zu absolvieren und dabei im optimalen Pulsbereich zu bleiben. Einsteiger und diejenigen, die abnehmen möchten, steigern sich daher langsam und maßvoll. Es ist also wichtig und notwendig, dass Sie auf jeden Fall zwei- bis dreimal pro Woche für einen Zeitraum von etwa vier bis sechs Wochen länger und niedrigintensiv die Ausdauer trainieren. Niedrigintensiv zu trainieren bedeutet, dass sich Ihr Puls zwischen 60 und 70 Prozent der maximalen Herzfrequenz bewegen sollte. Bei Einsteigern kann ein ausgedehnter Spaziergang in flottem Tempo durchaus schon diese Frequenz erreichen, etwa wenn der BMI über dem Normalbereich liegt. Denn liegt er zwischen 25 und 30, empfehle ich Ihnen, vor dem Core-Training eine Vorbereitungsphase zwischen vier und zwölf Wochen, die Sie am besten unter Aufsicht und Anleitung eines Arztes oder erfahrenen Trainers absolvieren.

Nur wenn Ihr BMI im gesundheitlich unbedenklichen Bereich unter 25 liegt, können Sie sicher sein, dass Sie beim Core-Training tatsächlich gesundheitsorientiert und effektiv trainieren, und können daher sofort mit Kraft und Ausdauer loslegen.

Beachten Sie, dass Ihre Zielzonenwerte niedriger werden, je länger Sie trainieren, und passen Sie nach etwa drei Wochen die Einstellung auf Ihrem Messgerät an. Die Ober- und Untergrenze Ihres Trainingsbereichs sind die Herzfrequenzgrenzen, in denen sich der Pulsbereich beim Cardio-Basic-Programm bewegen soll. Erst wenn die Obergrenze der Zielzone unter 140 liegt, sollten Sie die nächste Stufe des Trainings nehmen, das sanfte Intervalltraining. Und so funktioniert das Cardio-Basic-Programm:

→ Wärmen Sie sich auf, indem Sie zwischen fünf und zehn Minuten sehr gemütlich am unteren Ende Ihrer Zielzone laufen, schwimmen oder rudern. Wie lange genau, sollten Sie von den Außentemperaturen und Ihrem persönlichen Befinden abhängig machen.

→ Es folgen 45 bis 50 Minuten Training im mittleren bis oberen Bereich Ihrer Zielzone. Sie sollten also etwas an Tempo zulegen.

→ In den letzten fünf bis zehn Minuten drosseln Sie Ihr Tempo wieder, um den Puls an die untere Grenze der Zielzone zu bringen und sich abzuwärmen. Danach ist das Training beendet.

Wenn Sie möchten, können Sie Dehnübungen für die beanspruchte Muskulatur anschließen. Da bei den Workouts ab Seite 42 jedoch im Anschluss an das Krafttraining noch ein Stretching durchgeführt wird, ist das beim Cardio-Basic-Programm nicht unbedingt notwendig.

So funktioniert der Pulsmesser

Machen Sie sich vorher mit dem Gerät vertraut und geben Sie Ihre Daten wie Gewicht, Größe und Aktivität ein. Viele Pulsmesser können so eingestellt werden, dass bei Über- und Unterschreiten der Zielzone durch Piepsen darauf aufmerksam gemacht wird.

Sanftes Intervalltraining für mehr Effekte

Wenn Sie bereits seit mehr als einem halben Jahr regelmäßig zwei- bis dreimal pro Woche länger als 45 Minuten Ausdauersport betreiben, dann verfügen Sie bereits über eine solide Grundlagenausdauer. In diesem Fall können Sie schon mit gezielten Intervallen beginnen. Dabei lernt Ihr Körper gleichzeitig, mit anaerober Energiebereitstellung umzugehen und greift bei regelmäßiger Durchführung intensiver auf Ihre Fettdepots zurück. Und so geht's:

→ Beginnen Sie wieder mit dem Aufwärmen.
→ Während der Hauptphase steigern Sie für mindestens zwei Minuten Ihr Tempo um zwei Stufen. Diese Skala ist eine eigene, individuell gefühlte von 1 bis 10, wobei 1 die niedrigste Stufe ist. In diesem Fall lockeres, sehr langsam empfundenes Laufen. Sie können so viele Intervalle einbauen, wie Sie möchten.
→ Die letzten fünf Minuten drosseln Sie das Tempo zum Abwärmen.

Power-Kicks für längeres Fatburning

Für diese Trainingsmethode benötigen Sie nur 20 Minuten und verfeuern unzählige Kalorien. Das Fatburning hält auch nach dem Training noch für einige Stunden an und Sie verschieben Ihre aerob-anaerobe Schwelle weiter nach oben: Sie laufen beispielsweise schneller, verbrennen aber gleichzeitig auf langen Trainingstouren dafür auch mehr. Integrieren Sie diese knackigen Einheiten nur, wenn Sie bereits bei den sanften Intervallen wieder rasch zu Atem kommen. Und so funktioniert's:

→ Wärmen Sie sich etwa für drei bis fünf Minuten auf.
→ Dann schalten Sie das Intervalltraining dazu und steigern Ihr Tempo um eine Stufe für etwa drei bis vier Minuten.
→ Jetzt kommen die Power-Kicks. Powern Sie für 20 Sekunden und geben Sie alles, bis Ihr Körper stopp sagt. Dann verlangsamen Sie das Tempo wieder, aber nur so weit, dass Sie wieder normal atmen können, und lassen den nächsten Power-Kick folgen.
→ Wärmen Sie sich für zwei bis drei Minuten ab.

Anfangs werden Sie wahrscheinlich nur zwei bis drei Power-Kicks schaffen. Die Power-Kicks sollen jedoch nicht Ihr normales Cardio-training ersetzen. Versuchen Sie, eine Power-Kick-Einheit mindestens ein Mal pro Woche zu absolvieren.

Das richtige Timing

Setzen Sie sich zuerst realistische Ziele und überlegen Sie, wie oft und wie lange Sie pro Woche trainieren können. Wenn Sie abnehmen möchten, sollten Sie sich vor Augen führen, dass ein Gewichtsverlust von einem Pfund innerhalb von zwei bis drei Wochen nur bei einer entsprechend angepassten Ernährung und einem konsequenten Sportprogramm realistisch ist.

→ Stellen Sie deshalb einen Trainingsplan mit festen Zeiten auf und hängen Sie ihn gut sichtbar irgendwo hin.

→ Trainieren Sie nach Möglichkeit pro Woche insgesamt drei bis vier Stunden. Ob Sie dabei wenige längere Einheiten durchführen oder mehrere kürzere, ist im Grunde egal.

→ Sollte Ihnen die korrekte Durchführung der meisten Übungen Schwierigkeiten bereiten, üben Sie doch mithilfe eines Personal Trainers. Für Fitnessneulinge lohnt sich das auf jeden Fall.

→ Führen Sie nicht an zwei aufeinanderfolgenden Tagen das Krafttraining für dieselbe Muskelgruppe durch. Das behindert die Regeneration und stoppt den Trainingseffekt. Sofern es Ihr Zeitplan zulässt, hängen Sie doch einfach zwei Workouts, die unterschiedliche Muskelgruppen trainieren, aneinander.

→ Wechseln Sie zwischen Cardio- und Workout-Einheiten und planen Sie mindestens einen trainingsfreien Tag pro Woche zur Regeneration ein. Vermeiden Sie Cardiotraining am Morgen vor 7.30 Uhr, da der Kortisolspiegel noch recht hoch ist. Das führt im Tagesverlauf schneller zu Müdigkeit und ist nicht gut fürs Herz.

→ Nutzen Sie den freien Tag zur Muskelpflege und tun Sie Ihrem Körper etwas Gutes, etwa mit Massagen, Saunagängen oder Wechselduschen. Auch leichte Bewegung kann zur Entspannung und Regeneration beitragen, etwa zügige Spaziergänge oder lockeres Radeln.

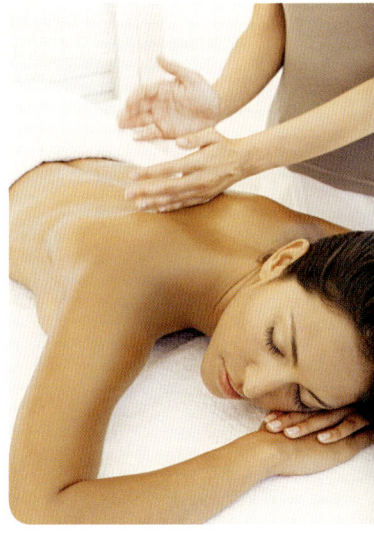

Gönnen Sie sich zwischendurch immer wieder mal eine Auszeit und lassen Sie sich so richtig verwöhnen.

Basics der Ernährung

Auf den folgenden Seiten erfahren Sie, welche Funktionen Nahrung hat und welchen Einfluss das Essen auf die Fettverbrennung ausübt. So können Sie sich selbst einen ausgewogenen Speiseplan zusammenstellen, der alltagstauglich ist und den Sie auch dauerhaft durchhalten können.

Proteine für mehr Muskeln

Proteine sind, vereinfacht dargestellt, für den Aufbau und die Instandhaltung des Körpers zuständig. Als Energielieferant kann man Sie jedoch fast vernachlässigen, denn die Ausbeute an Kilokalorien (kcal) ist im Vergleich zu Kohlenhydraten und Fett eher gering. Sie beträgt nur vier Kilokalorien pro Gramm. Noch dazu ist sie für den Körper schwer zu gewinnen. Nur wenn die anderen beiden Energiequellen nicht mehr ausreichen, können 5 bis 15 Prozent der Energie aus den Proteinen gewonnen werden – indem sie in Kohlenhydrate umgewandelt werden. Allerdings holt sich der Körper das Eiweiß vorwiegend aus Leber und Muskeln, was die Leistungsfähigkeit mindert und das Immunsystem schwächt. Außerdem brauchen Sie Proteine während der Belastung für andere Aufgaben: Zum einen werden sie in den Muskeln in Energie umgewandelt, zum anderen bei der Bewegung durch die Muskelarbeit verbraucht. Trotzdem sollten Sie dem Eiweiß bei der Ernährung besondere Aufmerksamkeit schenken. Besonders nach dem Training braucht der Körper die darin enthaltenen Aminosäuren, um schnell wieder einsatzbereit zu sein und gesund zu bleiben. Mageres Fleisch, Geflügel und Fisch, magere Milch, Milchprodukte wie Quark, Joghurt oder Käse, Ei, Nüsse, Getreide, Hülsenfrüchte und Soja-Produkte sind beispielsweise prima Eiweißlieferanten. Übrigens stecken in 0,3 Liter fettarmer Milch bis zu zehn Gramm Eiweiß.

Muskelpflege
Ab dem 25. Lebensjahr baut der Körper jährlich rund 250 Gramm Muskelmasse ab, wenn ausreichende Bewegung und Proteine fehlen. Der Tagesbedarf an Eiweiß beträgt 10 bis 15 Prozent der Gesamtkalorienmenge oder ein Gramm pro Kilogramm Körpergewicht.

Fett schützt den Körper und macht satt

Die inneren Organe sind in eine Fettschicht gebettet. Aber auch unter der Haut befindet sich Fett, das den Körper isoliert und vor Verletzungen schützt. Nehmen Sie mit der Nahrung zu viel Energie auf, lagert der Körper diese als Körperfett in den bekannten Depots an Hüfte, Bauch und Schenkeln ein. Um diese Fettdepots zu knacken, müssen Sie hart arbeiten. Eine bewusste Ernährung hilft dem Körper zu vermeiden, dass neue Fettreserven geschaffen werden. Es ist deshalb besonders wichtig, das richtige Fett zu sich zu nehmen. Der Körper benötigt vor allem die ungesättigten, essenziellen Fettsäuren Omega-3 und Omega-6. Essenzielle Fettsäuren stecken beispielsweise in Nüssen wie Cashewnüssen oder Pecannüssen, in Sonnenblumen- oder Kürbiskernen, Mandeln, Oliven- und Distelöl oder Avocados. Besonders empfehlenswert ist Fischöl, da es eine antioxidative Wirkung hat, also freie Radikale im Körper bindet. Das schützt besonders das Herz. Genau wie Leinöl wirkt es zudem entzündungshemmend. Fett sorgt außerdem dafür, dass das Sättigungsgefühl länger anhält. Eine Handvoll Nüsse ist beispielsweise ein gesunder Snack für zwischendurch.

Ungefähr 25 bis 30 Prozent der täglich benötigten Kalorienmenge sollten aus Fetten bestehen. Das sind zwischen 0,5 und 2,5 Gramm. Vermeiden Sie sogenannte gehärtete Speisefette, beispielsweise Butter oder Backfett. Diese Transfette erhöhen das Risiko für Herz-Kreislauf-Erkrankungen und stecken etwa in Keksen, Kräckern und vielen anderen industriell hergestellten Nahrungsmitteln.

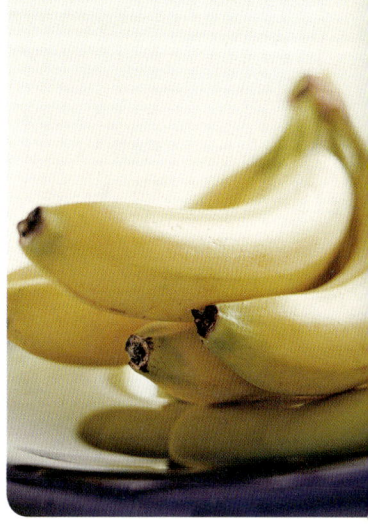

Bananen haben zwar einen relativ hohen glykämischen Index, sorgen aber kurzfristig für einen Energieschub.

Kohlenhydrate geben Power

Kohlenhydrate liefern grundsätzlich schneller Energie als Proteine und Fett. Kohlenhydrate, die aus einem Molekül bestehen, heißen Monosaccharide, bestehen Sie aus zwei Molekülen, sind es Disaccharide. Poly- oder Oligosaccharide bestehen aus mehreren Molekülen. Dabei handelt es sich um langkettige Kohlenhydrate. Die kurzkettigen Mono- und Disaccharide können Sie eng mit Zucker verbinden. Je süßer ein Lebensmittel schmeckt, desto mehr Zucker, also kurzkettige Kohlenhydrate, enthält es. Zucker geht sehr schnell ins Blut über und sorgt so kurzfristig für einen Energieschub. Langkettige Kohlenhydrate müssen im Körper in einzelne Moleküle aufgespalten werden. Das beginnt mithilfe von Enzymen schon im Mund, die Hauptarbeit jedoch geschieht im Darm. Kohlenhydrate in Vollkornprodukten, Obst und Gemüse enthalten Ballaststoffe und Antioxidantien, die das Immunsystem stärken und lang anhaltend sättigen. Je naturbelassener ein Lebensmittel, desto wertvoller ist es.

Der glykämische Index

Mit dem glykämischen Index kann man bestimmen, wie schnell ein kohlenhydratreiches Lebensmittel den Blutzuckerspiegel über den Normalwert hinaus ansteigen lässt. Der Körper versucht, den Zuckerspiegel im Blut möglichst konstant und nicht zu niedrig zu halten, um für gute Ausdauerleistung, Konzentrationsfähigkeit und einen aktiven Stoffwechsel zu sorgen. Bei einer Zuckerflut wird viel Insulin ins Blut abgegeben, um den Zucker abzubauen. Das kann konkret bedeuten, dass Sie bei aufkommendem Heißhunger ruhig zu einer Banane greifen können, auch wenn der glykämische Index dieses Obstes hoch ist. Zu viel Zucker im Blut schadet jedoch auf Dauer den Nerven und Blutgefäßen. Überschüssiger Zucker, der nicht in den Glykogenspeichern der Leber Platz hat und nicht sofort als Energie benötigt wird, wird als Reserve in Fettdepots gelagert.

In der Regel sollten Sie also langkettige Kohlenhydrate beim Essen bevorzugen. Durch den Aufspaltungsvorgang gelangen die Zuckermoleküle langsam und über einen längeren Zeitraum ins Blut und sichern so eine anhaltende Energieversorgung. Ich empfehle Ihnen, fünf Mahlzeiten am Tag zu sich zu nehmen, um den Blutzuckerspiegel konstant zu halten. Ob Sie dabei drei große und zwei kleine oder fünf gleich große Mahlzeiten einnehmen, ist im Grunde egal. Wichtig ist hierbei nur, dass Ihr Blutzuckerspiegel nicht zu stark schwankt.

Füllen Sie die Energiespeicher auf

Da der Körper während des Trainings wichtige Elektrolyte verliert, wie Kalium oder Magnesium, eignet sich vorher ein Molkeshake, möglichst mit Kasein, oder ein kleines Stück Obst. Danach empfehle ich Ihnen einen Proteinshake.

10 Essregeln für den Alltag

1. Eine Handvoll: Jede Mahlzeit besteht aus drei Handvoll, jeder Snack (auch Obst) aus einer Handvoll.

2. Fünf Mahlzeiten pro Tag: Nehmen Sie drei Mahlzeiten und zwei Snacks pro Tag zu sich und achten Sie darauf, dass die Snacks möglichst zwischen zwei Mahlzeiten liegen.

3. Frühstücken Sie! Frühstücken Sie spätestens eine Stunde nach dem Aufstehen, bevorzugen Sie Kohlenhydrate. So pushen Sie den Stoffwechsel. Milch fließt übrigens in die Berechnung mit ein.

4. So naturbelassen wie möglich: Verzehren Sie möglichst naturbelassene, unbehandelte Lebensmittel, bei denen Sie mit bloßem Auge erkennen können, was es vor der Zubereitung war.

5. Timing ist alles: Spätestens eine Stunde vor dem Training sollten Sie eine Mahlzeit oder einen Snack mit überwiegend Kohlenhydraten zu sich nehmen – auch wenn Sie morgens trainieren. Essen Sie etwa eine Stunde nach dem Training möglichst proteinreich. Schließen Sie das Abendessen bis etwa 19.30 Uhr ab. Halten Sie die Kalorienzufuhr konstant und bedienen Sie Sich alle drei Stunden der drei Energiequellen, wenn Sie etwas essen.

6. Proteinpower für die Nacht: Sorgen Sie dafür, dass die letzte Mahlzeit des Tages hauptsächlich aus Proteinen besteht. Vitamin C kurbelt die Fettverbrennung zusätzlich an.

7. Ausreichend trinken: Trinken Sie etwa 1,5 bis 2 Liter Wasser, ungesüßten Tee oder Fruchtsaftschorlen (ein Teil Saft, zwei Teile Wasser) pro Tag, wenn Sie nicht trainieren. Am Trainingstag erhöhen Sie auf 2,5 bis 3 Liter. Alkohol und koffeinhaltige Getränke sollten Sie auf ein Minimum reduzieren. Zwei Tassen Kaffee und drei Gläser Wein oder Bier pro Woche sind in Ordnung.

8. Industrienahrung ist ungünstig: Vermeiden Sie Fertigprodukte und Konserven. Hier stecken unnötig viele Konservierungsstoffe, Stärke und Süßstoffe und somit Kalorien drin.

9. Selbst zubereiten: Bereiten Sie mindestens zwei Mahlzeiten pro Tag selbst zu und verwenden Sie möglichst frische Zutaten. Setzen Sie sich hin zum Essen.

10. Auszeit: Gönnen Sie sich wöchentlich einen Tag ohne Regeln.

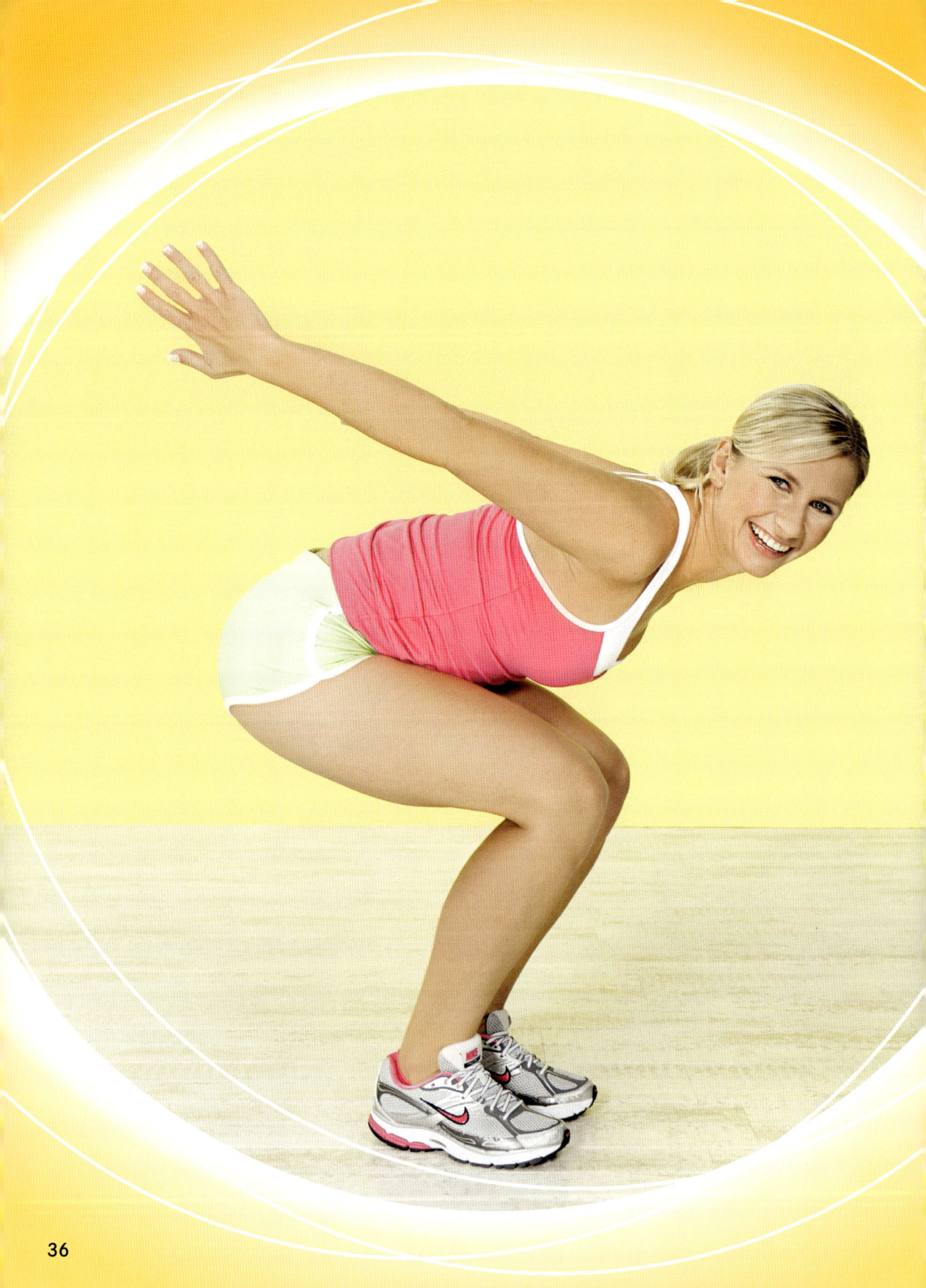

Schnell in Form

Workouts für einen sexy Körper

Ein sexy Po, eine wohlgeformte Taille, schön definierte Arme und Beine – hier finden Sie zehn maßgeschneiderte Workouts für den ganzen Körper. Dabei müssen Sie nur 15 Minuten pro Workout investieren, um Ihre Figur schnell in Form zu bringen.

Ihr Körper in Bestform

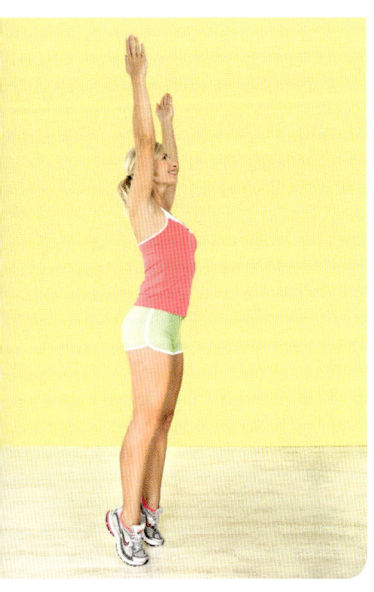

Ein effektives Workout sorgt für mehr Beweglichkeit in den Gelenken und macht Muskeln und Bänder flexibler.

Egal, welche Körperzone bei Ihnen im Fokus steht: Hier finden Sie die passenden Übungen, um bestimmte Muskelpartien gezielt zu formen und zu straffen. Jedes Workout bietet Ihnen daher unterschiedliche Schwerpunkte, und Sie können ganz einfach aus zehn Angeboten dasjenige auswählen, das Ihnen besonders gut gefällt.

Jedes Workout dauert zwischen 12 und 15 Minuten. Wann Sie trainieren, bleibt Ihnen überlassen. Sind im Programm Ihrer Wahl viele Bewegungen dabei, die Sie zum Schwitzen bringen, planen Sie sie logistisch am besten vor dem Duschen ein. Besonders Kraftübungen für Bauch und Rücken sind weniger schweißtreibend und eignen sich auch als Workout-Quickie sogar in der Mittagspause.

Alles auf einmal – oder lieber Stück für Stück?

Wenn Sie es sich aussuchen können, trainieren Sie am besten 30 Minuten am Stück, statt nur 15 Minuten. Wenn Sie sowohl ein Cardiotraining als auch ein Kräftigungs-Workout machen, empfiehlt es sich, die beiden Einheiten zeitlich zu trennen: entweder eine am Morgen, die andere am Abend oder aber an getrennten Tagen. So holen Sie das Optimum aus beiden Trainingsformen heraus.

So trainieren Sie richtig

→ Bevor Sie loslegen, sollten Sie sich mit den Übungen vertraut machen. Lesen Sie sich die Beschreibungen aufmerksam durch und überlegen Sie, wo es persönliche Schwierigkeiten bei der Durchführung oder der Haltung geben könnte. Üben Sie, wenn möglich, zuerst vor einem Spiegel, um Korrekturen vornehmen zu können.

→ Vergessen Sie nicht, vor jeder Übung die Grundspannung (→ Seite 16) im Körper zu aktivieren, und achten Sie auf eine exakte Übungsausführung. Denn wie auch beim Cardiotraining ist die Technik entscheidend, um die beste Leistung zu erzielen.

→ Konzentrieren Sie sich bei jeder Übung auf die Muskeln, die Sie gerade bearbeiten, oder ertasten Sie sie vorher. So trainieren Sie viel aufmerksamer und steigern die Effektivität jeder einzelnen Übung.

→ Führen Sie die Bewegungen langsam und fließend aus. Vermeiden Sie ruckartige, unkontrollierte Bewegungen, um das Verletzungsrisiko zu minimieren.

→ Drücken Sie die Gelenke, etwa Knie- oder Ellbogengelenk, nie vollständig durch, es sei denn, Sie werden in einer Übungsbeschreibung ausdrücklich dazu aufgefordert.

→ Achten Sie darauf, die Übungen immer symmetrisch auszuführen, damit beide Körperhälften gleichmäßig beansprucht werden.

→ Die Wirbelsäule mag es nicht, wenn unnötig Druck auf sie ausgeübt wird. Wenn Sie Übungen in Rückenlage ausführen, pressen Sie daher die Lendenwirbel nicht auf die Matte, denn das hebt die Wirbelsäule aus ihrer natürlichen Form, und Sie machen automatisch einen Flachrücken.

→ Wenn Sie zu Beginn Ihres Trainingsprogramms die angegebene Wiederholungszahl nicht schaffen, lösen Sie die Position in umgekehrter Reihenfolge wieder langsam auf und machen eine kurze Pause. Kommen Sie in die Ausgangsposition zurück und kontrollieren Sie erneut Ihre Haltung, bevor Sie weitere Wiederholungen anschließen oder mit der nächsten Übung weitermachen.

→ Hören Sie mit dem Training auf, wenn es Ihnen gesundheitlich nicht gut geht oder eine Übung Schmerzen verursacht. Halten Sie in diesem Fall am besten Rücksprache mit Ihrem Arzt!

→ Versuchen Sie, die Übungen im angegebenen Atemrhythmus auszuführen. Bei dynamischen Übungen gilt: Atmen Sie bei der muskulären Belastung aus, bei der Entlastung ein. Halten Sie aber niemals die Luft an! Bei statischen Positionen wählen Sie Ihren eigenen Atemrhythmus. Versuchen Sie aber immer, gleichmäßig zu atmen, auch bei den Dehnübungen.

→ Und zu guter Letzt: Lassen Sie sich durch nichts und niemanden von Ihrem Training ablenken. Am besten stellen Sie das Handy und die Türklingel ab und lenken die Aufmerksamkeit ganz auf sich und Ihren Körper.

Die Slow-Motion-Methode
Führen Sie die Bewegungen langsam, sehr bewusst und gleichmäßig aus. Das Muskelgedächtnis erinnert sich besser, wenn Sie in »Slow Motion« trainieren. Zählen Sie bei den Bewegungen: Leiten Sie die Bewegung auf vier ein und lösen Sie sie dann auf vier wieder auf.

Ihr persönlicher Trainingsplan

Sie können die Workouts beliebig miteinander kombinieren und sogar zwei, drei oder vier Workouts aneinanderhängen. Versuchen Sie dabei lediglich, alle Übungen im Stehen, Sitzen und Liegen zusammenzufassen und stellen Sie alle Dehnübungen an den Schluss Ihres Trainings. Wenn Sie nicht eine Körperzone intensiv, sondern den gesamten Körper gleichmäßig trainieren möchten, kombinieren Sie die Workouts einfach immer wieder anders. Sie sollten alle Programme möglichst im Laufe von zehn Tagen einmal geübt haben. Eines der Workouts liegt Ihnen überhaupt nicht? Bleiben Sie dran, denn meistens sind gerade die ungeliebten Übungen diejenigen, die der Körper am nötigsten hat.

Es steht Ihnen frei, einzelne Übungen herauszupicken und zu einem eigenen, neuen Workout zusammenzustellen. Wichtig ist nur, dass Sie sich beim Training nicht langweilen. Wählen Sie deshalb Bewegungen und Übungen aus, die Sie wirklich fordern und Sie vielleicht auch einmal an Ihre Grenzen bringen.

Mit etwas Kreativität können Sie den Schwierigkeitsgrad erhöhen, indem Sie etwa stehende Positionen mit einer zusammengerollten Matte oder einem Handtuch unter dem Standbein anspruchsvoller machen. Übungen in der Horizontalen können Sie mithilfe von Stufen oder Trainingsgeräten wie Schaumstoffmatte oder halbem Gymnastikball, wie dem Airex-Ball, schwieriger gestalten.

Guter Start – das Warm-up

Jedes Training beginnt mit einer kurzen, aber gründlichen Aufwärmphase. Je nach Außentemperatur benötigt der Körper zwischen drei und acht Minuten, um auf Betriebstemperatur zu kommen. Gelenke, Sehnen, Bänder und Muskeln müssen gut durchblutet, die Gelenkschmiere in die Gelenke gepumpt und der gesamte Körper in den Aktiv-Modus gebracht werden. Machen Sie leichte Aerobic-Schritte, marschieren Sie auf der Stelle oder joggen Sie eine Runde um den Block, bevor Sie mit dem Workout beginnen. Ob Sie genügend aufgewärmt sind, erkennen Sie ganz einfach daran, wenn sich auf Ihrer

Haut an Stirn und Unterarmen ein leichter Schweißfilm gebildet hat. Dehnübungen vor dem Workout nehmen übrigens die Grundspannung im Muskel und sind deshalb kontraproduktiv. Stretchen Sie lieber nach dem Training ausgiebig.

Ende gut, alles gut – das Stretching

Das Stretching am Ende eines jeden Workouts dient zur Entspannung von Körper und Geist und unterstützt die Regeneration der gerade beanspruchten Muskulatur. Die Haltezeit der Dehnung ist direkt bei der Übungsbeschreibung angegeben. Sie können die Haltezeit jederzeit verlängern, wenn Sie das Gefühl haben, noch nicht entspannt genug zu sein. Sie möchten noch mehr? Dann schließen Sie doch einfach weitere Dehnübungen an. Wählen Sie dazu einfach aus den anderen Workouts aus.

Helfer mit Widerstand

Einige Workouts werden mit Gymnastikball und Thera-Band durchgeführt. Es ist im Grunde egal, welches Fabrikat Sie wählen, solange das Produkt ein TÜV-Siegel hat und solide verarbeitet ist. Markenprodukte sind jedoch immer die bessere Wahl.

Bei Gymnastikbällen gibt es unterschiedliche Größen. Wählen Sie den Ball so, dass er im aufgepumpten Zustand die ideale Sitzhöhe hat. Bei aufrechtem Sitz, mit beiden Füßen fest auf dem Boden, sollte der Winkel zwischen Oberschenkeln und Waden sowie zwischen Oberschenkeln und Rumpf etwa 90 Grad betragen.

Beim Thera-Band gibt es unterschiedliche Stärken. Das richtige Band wählen Sie am besten im Fachgeschäft aus. Ziehen Sie ruhig mal daran! Wählen Sie einen Widerstand, den Sie als deutlich, aber nicht extrem empfinden. Jeder Körper ist anders und das Band sollte Ihrem Fitnesszustand entsprechend gewählt werden. Überprüfen Sie die Bandstärke nach etwa vier Wochen. Fühlt sich das nächststärkere Band bereits leichter an? Keine Sorge, Sie müssen nicht das ganze Sortiment kaufen. Besorgen Sie sich das Band Ihrer Wahl und eines, das um eine Stärke intensiver ist. Zwei unterschiedliche Bänder reichen locker für das erste Workout-Jahr aus.

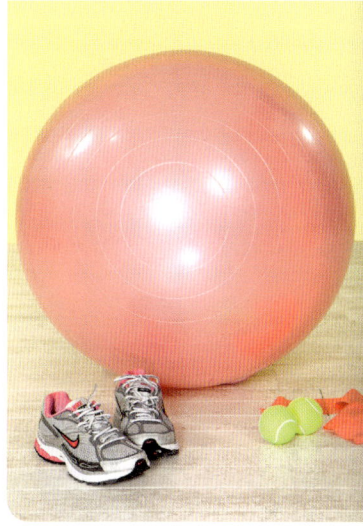

Thera-Band und Gymnastikball sind ideale Hilfsmittel, um den Wirkungsgrad zahlreicher Übungen zu erhöhen.

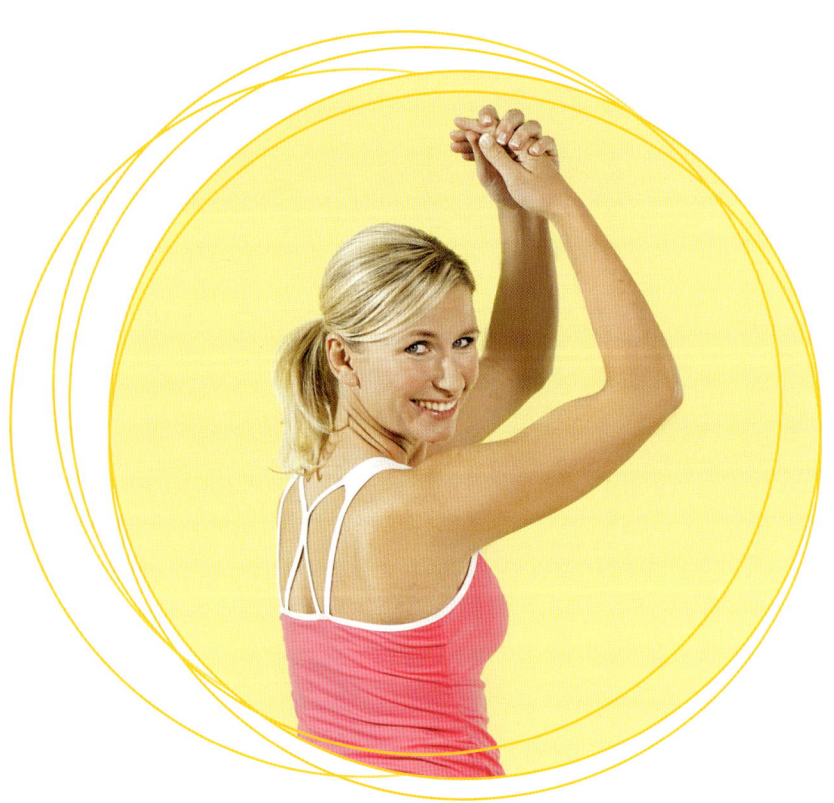

Straffe Arme, schöne Schultern

Schön definierte, schlanke Arme und sexy Schultern sind Ihr Ziel? Dann ist dieses Programm genau richtig für Sie! Mit den folgenden Übungen formen Sie Arme und Oberkörper nachhaltig und bauen schlanke, straffe Muskeln auf. Eine entspannte Nackenpartie ist ein netter Nebeneffekt.

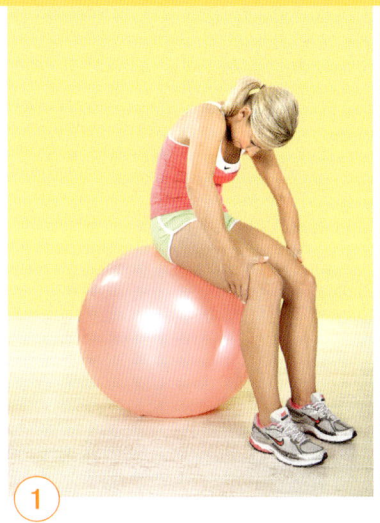 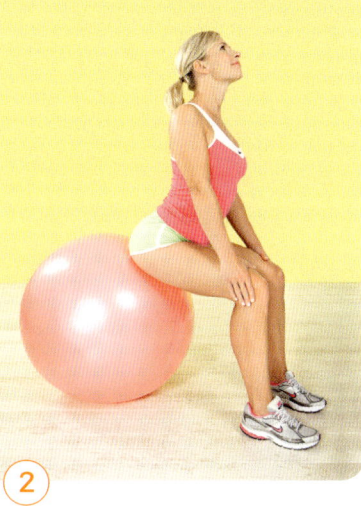

Rückenmobil

→ Setzen Sie sich auf einen Gymnastikball. Ihre Füße stehen flach auf dem Boden, sind etwa hüftbreit geöffnet und parallel zueinander ausgerichtet. Knie und Fußgelenke befinden sich genau senkrecht übereinander.

→ Stützen Sie die Hände locker auf Ihren Oberschenkeln ab und richten Sie Ihren Rücken auf. Dabei ziehen Sie den Nabel nach innen und spannen den Bauch leicht an.

→ Ziehen Sie die Schultern nach hinten unten und halten Sie den Kopf in Verlängerung der Wirbelsäule. Atmen Sie nun in dieser Position ein.

→ Mit dem Ausatmen runden Sie langsam den Rücken, beim Becken beginnend. Lassen Sie Ihren Rücken Wirbel für Wirbel langsam und kontrolliert runder werden, die Hände bleiben dabei auf den Oberschenkeln. Zum Schluss senken Sie auch den Kopf und ziehen das Kinn zur Brust (1).

→ Richten Sie mit dem Einatmen den Rücken wieder auf. Dabei beginnen Sie ebenfalls beim Becken. Überstrecken Sie schließlich die Wirbelsäule so weit, dass Ihr Rücken ein Hohlkreuz bildet. Legen Sie zum Schluss auch den Kopf leicht in den Nacken. Die Hände bleiben weiterhin auf den Oberschenkeln (2).

→ Führen Sie diese Bewegung insgesamt 3 Mal aus.

Wirkung: Diese Übung mobilisiert die Wirbelsäule und bereitet den Rücken auf das folgende Training vor.

Sanft rollen
Versuchen Sie, den Rücken bis zu den Sitzbeinhöckern zu runden und zu strecken. Wenn der Ball dabei sanft vor- und zurückrollt, dann liegen Sie richtig und haben den Rücken komplett bewegt.

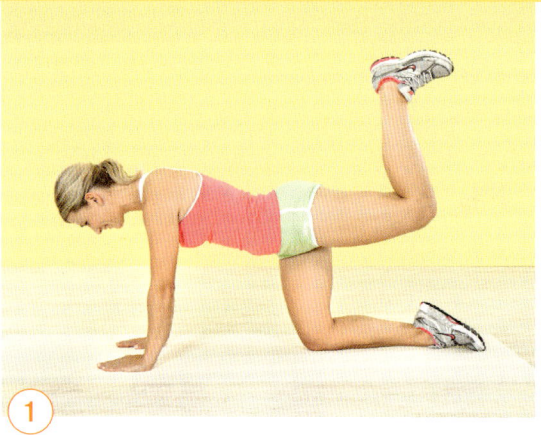

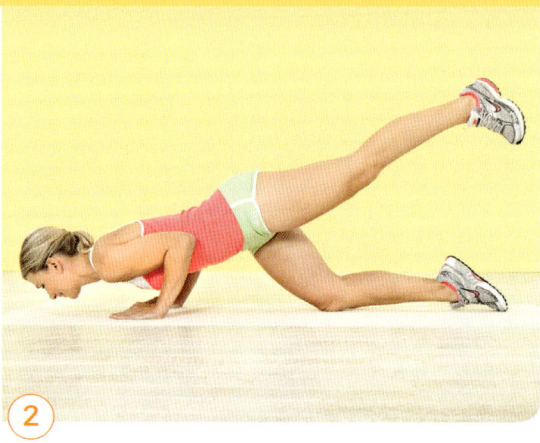

Kraftstütz

Für eine starke Mitte
Bei dieser Übung wird nicht nur der Rücken, sondern die gesamte Rumpfmuskulatur gefordert. Auch Bauchmuskeln und seitliche Rumpfmuskeln haben hierbei gut zu tun.

→ Beginnen Sie die Übung im Vierfüßlerstand. Die Handgelenke befinden sich genau unter den Schultergelenken, die Knie sind senkrecht unter den Hüften positioniert. Halten Sie die Wirbelsäule gerade, Bauch und Rücken sind leicht angespannt, die Fußspitzen ausgestreckt.

→ Verlagern Sie nun Ihr Gewicht so, dass Sie das linke Bein vom Boden lösen können. Der Blick ist zum Boden gerichtet.

→ Nun heben Sie Ihr linkes Knie bis auf Hüfthöhe an. Achten Sie darauf, dass die Hüften weiterhin stabil und parallel zum Boden ausgerichtet bleiben. Die linke Fußsohle zeigt zur Decke **(1)**.

→ Verstärken Sie die Bauchspannung. Beugen Sie nun die Ellbogen und senken Sie den Oberkörper mit dem Einatmen in Richtung Boden ab, gleichzeitig strecken Sie das linke Bein aus **(2)**. Achten Sie darauf, dass die Ellbogen nah am Körper bleiben und nach hinten zeigen.

→ Drücken Sie Ihren Körper mit dem Ausatmen langsam und kontrolliert wieder nach oben und winkeln Sie das linke Bein wieder an.

→ Wiederholen Sie den Ablauf 3 Mal. Nach einer kurzen Pause wechseln Sie das Bein.

Wirkung: Diese Übung stärkt den gesamten Rücken und die Brustmuskulatur und sorgt für eine bessere Körperspannung.

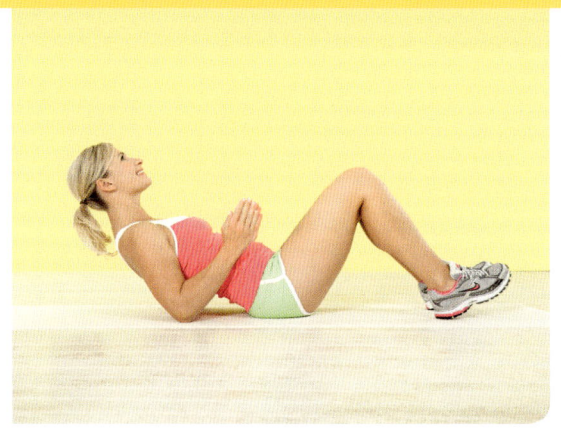

**Schritt für Schritt
Kraft aufbauen**
Falls Ihnen diese Übung anfangs noch etwas zu schwierig erscheint, heben Sie Ihren Körper bei den ersten Trainingseinheiten noch nicht ganz so weit an wie auf dem Bild gezeigt.

Trizepskick

→ Legen Sie sich auf den Rücken. Winkeln Sie die Beine an und stellen Sie die Fersen auf. Die Arme liegen ausgestreckt seitlich eng am Körper, die Handflächen zeigen zum Boden. Ihr Blick ist zur Decke gerichtet.

→ Spannen Sie nun Bauch- und Rückenmuskeln an und beugen Sie die Unterarme. Drehen Sie dabei die Handflächen zum Körper.

→ Verstärken Sie die Bauch- und Rückenspannung und drücken Sie zusätzlich die Ellbogen fest in die Matte.

→ Heben Sie nun den Oberkörper so weit an, dass der ganze Rücken vom Boden gelöst ist. Bauen Sie dabei zusätzlich Spannung in den Armen auf, vor allem die Oberarmrückseite ist nun gefordert. Die Wirbelsäule bleibt gerade, der Kopf ist in Verlängerung der Wirbelsäule **(Bild)**.

→ Halten Sie die Position für 3 bis 5 Atemzüge und atmen Sie dabei gleichmäßig ein und aus. Dann senken Sie den Oberkörper wieder langsam ab.

→ Absolvieren Sie insgesamt 3 Wiederholungen.

Wirkung: Ein Kick für Ihre Arme und Schultern! Die Übung verbessert außerdem die Grundspannung im gesamten Rumpf. Verstärken Sie die Armspannung, indem Sie die Hände zu Fäusten ballen.

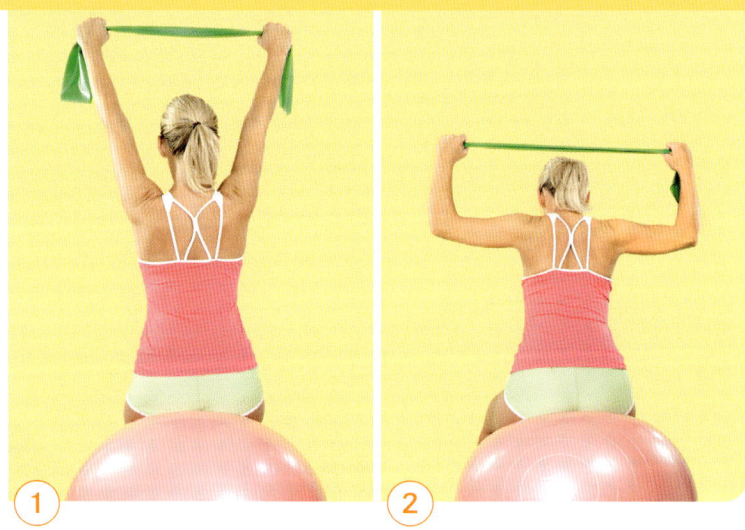

Rückenzug

→ Setzen Sie sich auf einen Gymnastikball. Die Füße sind hüftbreit geöffnet, die Oberschenkel waagerecht und parallel zueinander. Knie und Zehenspitzen zeigen nach vorn. Richten Sie Ihren Rücken Wirbel für Wirbel vom Becken beginnend auf. Halten Sie den Kopf in Verlängerung der Wirbelsäule. Ziehen Sie den Bauchnabel nach innen. Bauch- und Rückenmuskeln sind leicht angespannt.

→ Greifen Sie ein zusammengeknotetes Thera-Band so, dass die Hände etwa schulterbreit voneinander entfernt sind und das Band nicht durchhängt. Die Handrücken zeigen nach hinten.

→ Strecken Sie die Arme über den Kopf und spannen Sie das Band, indem Sie die Arme noch ein Stück öffnen. Ziehen Sie die Schulterblätter nach hinten unten **(1)**. Atmen Sie ein.

→ Mit dem Ausatmen beugen Sie Ihre Ellbogen und führen sie bis auf Schulterhöhe nach unten. Ziehen Sie dabei das Band langsam auseinander **(2)**.

→ Führen Sie mit dem Einatmen die Arme wieder gestreckt nach oben. Das Band bleibt gedehnt.

→ Wiederholen Sie den Ablauf 15 Mal, lösen Sie die Spannung in den Armen und legen Sie das Band ab.

Wirkung: Mit dem Rückenzug kräftigen Sie Ihren oberen Rückenbereich, außerdem stärken und mobilisieren Sie die Schultern.

Mehr Spannung

Neigen Sie beim Tiefziehen des Bandes den Oberkörper leicht nach vorn, um mehr Core-Spannung erzielen zu können.

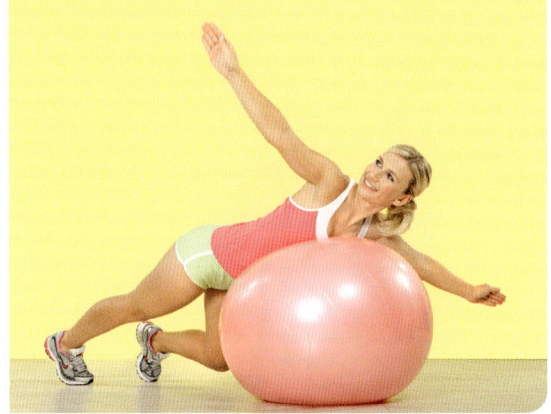

Ein starkes Zentrum
Das Training auf dem Gymnastikball verhilft Ihnen zu einer aufrechten Haltung, einem gesunden und
kraftvollen Rücken sowie einer
straffen und stabilen Körpermitte.
Der Gymnastikball ist deshalb eine
ideale Ergänzung zu Ihrem Training.

Powerturn

→ Legen Sie sich mit dem Bauch auf einen Gymnastikball. Die Beine
sind lang ausgestreckt, es berühren nur noch die Fußballen den Boden. Die Knie sind bei dieser Übung durchgedrückt. Öffnen Sie die
Füße etwa hüftbreit.
→ Drücken Sie das Becken in Richtung Ball und halten Sie den Rücken gerade. Spannen Sie Bauch und Rücken leicht an.
→ Strecken Sie nun die Arme seitlich aus, die Handflächen zeigen
dabei zum Boden. Drücken Sie die Ellbogen durch und richten Sie
den Blick zum Boden. Der Kopf bleibt in Verlängerung der Wirbelsäule. Atmen Sie ein.
→ Mit dem Ausatmen beugen Sie das linke Knie und drehen gleichzeitig den Oberkörper aus der Taille heraus so weit wie möglich nach
rechts. Der linke Arm bewegt sich dabei nach unten, der rechte zieht
nach hinten oben, Ihr Blick folgt dem rechten ausgestreckten Arm
(Bild).
→ Drehen Sie beim Einatmen Oberkörper und Kopf zurück zur Mitte
und strecken Sie das linke Bein wieder durch. Führen Sie den Bewegungsablauf nun zur anderen Seite aus.
→ Wiederholen Sie die Drehung pro Seite 15 Mal im Wechsel.
Wirkung: Dieser kraftvolle Bewegungsablauf stärkt und mobilisiert den oberen Rückenbereich und schult die Balance.

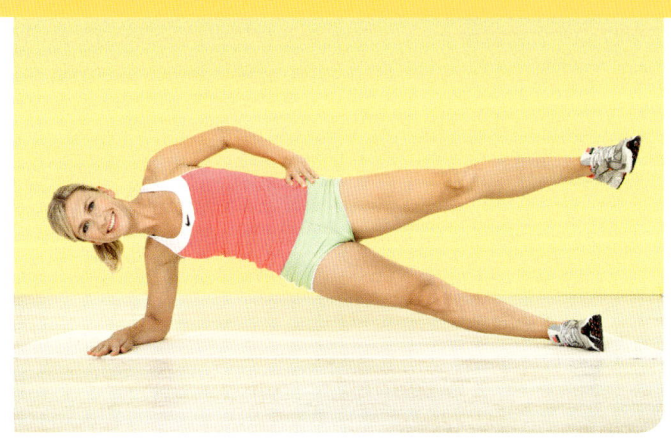

Seitstütz

→ Stützen Sie sich in Seitlage auf dem rechten Unterarm ab, der Ellbogen befindet sich direkt unter dem Schultergelenk, die Fingerspitzen zeigen nach vorn. Die Beine sind übereinander und gestreckt, die Zehenspitzen in Richtung Schienbeine gezogen, das heißt sie sind geflext. Ihre linke Hand stützen Sie locker in der Hüfte ab.

→ Spannen Sie Bauch- und Rückenmuskeln leicht an und drücken Sie sich aus der Schulter heraus nach oben.

→ Verstärken Sie nun die Muskelspannung im Rumpf, während Sie die Hüfte langsam so weit anheben, bis sich Oberkörper und Beine auf einer Linie befinden. Der Kopf ist weiterhin in Verlängerung der Wirbelsäule.

→ Heben Sie jetzt das linke Bein so weit wie möglich an **(Bild)**. Achten Sie darauf, dass Sie die Körperspannung beibehalten.

→ Atmen Sie gleichmäßig weiter, während Sie die Position für 3 bis 5 Atemzüge halten. Senken Sie dann zuerst das Bein, anschließend die Hüfte wieder langsam zum Boden ab.

→ Führen Sie insgesamt 3 Wiederholungen pro Seite aus.

Variante: Fehlt Ihnen anfangs die nötige Kraft, um sich mit gestreckten Beinen zu halten, beugen Sie die Beine im 90-Grad-Winkel und lassen das untere Knie auf dem Boden abgelegt.

Wirkung: Der Seitstütz strafft und stärkt die seitlichen Bauchmuskeln und verbessert die Spannung der tiefer liegenden Muskulatur.

Sorgen Sie für Stabilität

Der Seitstütz – ob mit gestreckten Beinen oder abgelegtem Knie – erfordert eine sehr hohe Rumpfstabilität, damit Ihr Becken nicht nach hinten wegkippt oder Sie in ein Hohlkreuz fallen.

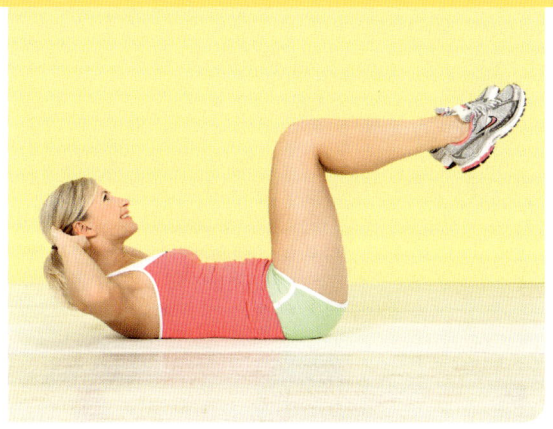

Entlasten Sie Ihren Nacken
Halten Sie zwischen Kinn und Brust etwa eine Faustbreit Abstand, um den Nacken zu entlasten. Haben Sie Nackenbeschwerden, legen Sie den Kopf auf ein Handtuch und fassen Sie beim Hochziehen die beiden Ecken.

Powercrunch

→ Legen Sie sich auf den Rücken und stellen Sie die Beine angewinkelt auf. Der Bauch ist leicht angespannt, die Wirbelsäule ist fest auf dem Boden. Legen Sie die Hände locker an den Hinterkopf, die Ellbogen sind weit zu den Seiten geöffnet.

→ Nun lösen Sie die Beine vom Boden und heben die Unterschenkel so weit an, bis sie parallel zum Boden sind. Halten Sie die Knie dabei senkrecht über den Hüftgelenken, öffnen Sie sie leicht und ziehen Sie die Fußspitzen an.

→ Verstärken Sie die Bauchspannung, während Sie den Kopf vom Boden lösen. Atmen Sie ein.

→ Aus dieser Grundposition heraus heben Sie jetzt mit dem Ausatmen den Oberkörper so weit wie möglich an. Der Blick geht diagonal nach oben über die Knie hinweg. Halten Sie die Ellbogen während der Bewegung weit außen **(Bild)**.

→ Senken Sie beim Einatmen den Oberkörper wieder ab, ohne die Schultern abzulegen. Die Bauchspannung bleibt während des Bewegungsablaufs erhalten.

→ Absolvieren Sie insgesamt 30 Wiederholungen.

Wirkung: Die anspruchsvolle Übung stärkt die Bauchmuskeln nachhaltig und macht so Bauch und Rücken zu einem starken Team.

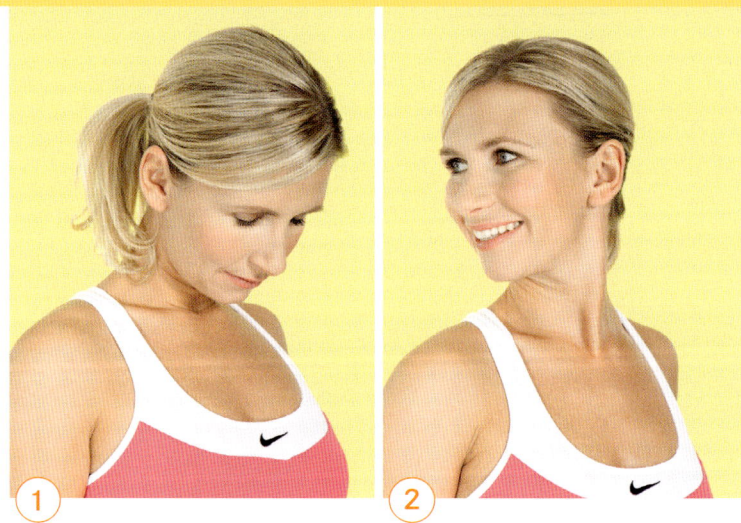

Nackendehnung

→ Stellen oder setzen Sie sich aufrecht hin und richten Sie den Rücken vom Becken her auf. Stellen Sie sich dabei vor, Sie würden Wirbel für Wirbel aufeinandersetzen. Der Kopf bleibt gerade und aufrecht in Verlängerung der Wirbelsäule.

→ Spannen Sie Bauch und Rücken leicht an und ziehen Sie die Schultern nach hinten unten. Lassen Sie die Arme locker hängen.

→ Senken Sie nun langsam den Kopf in Richtung Brust ab, ohne das Kinn abzulegen (1). Sie sollten dabei einen leichten Zug am Hinterkopf spüren.

→ Halten Sie diese Position für etwa 3 Atemzüge. Atmen Sie dabei tief und ruhig ein und aus.

→ Heben Sie Ihren Kopf wieder an und drehen Sie ihn langsam so weit wie möglich zur rechten Seite (2). Auch in dieser Haltung verweilen Sie für etwa 3 Atemzüge.

→ Anschließend senken Sie Ihr Kinn wieder in Richtung Brust ab.

→ Wiederholen Sie die Drehung des Kopfes nun zur anderen Seite. Lösen Sie die Spannung, indem Sie den Kopf zur Brust rollen und dann aufrichten.

Wirkung: Diese Übung dehnt intensiv Ihre Hals- und Nackenmuskulatur und entspannt sie gleichzeitig.

Sanfte Berührung

Um die Dehnung zu intensivieren, legen Sie vorher den Zeige- und Mittelfinger einer Hand direkt auf den Nackenansatz am Hinterkopf auf und üben für 20 Sekunden sanften Druck aus.

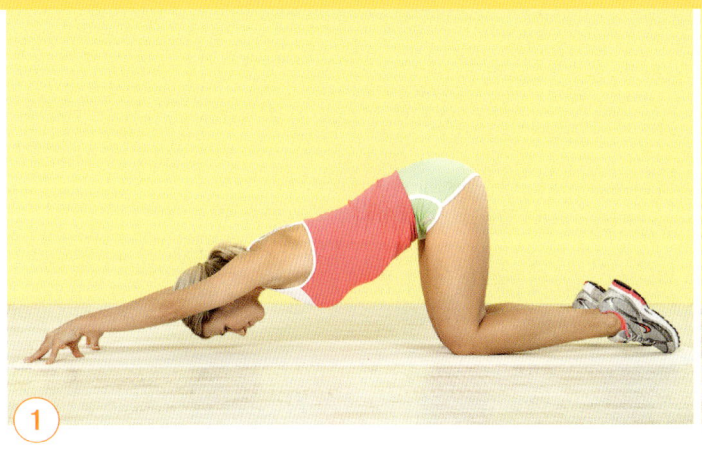

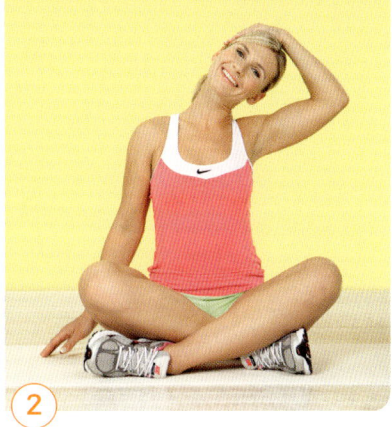

Brustdehnung

→ Nehmen Sie den Vierfüßlerstand ein und legen Sie die Fußspitzen ab. Der Rücken ist gerade, der Kopf in Verlängerung der Wirbelsäule. Ihr Blick ist zum Boden gerichtet.

→ Wandern Sie mit den Händen so weit nach vorn, bis Arme und Rücken eine Linie bilden. Schieben Sie den Po gleichzeitig in Richtung Fersen. Die Fingerspitzen sind aufgestellt. Drücken Sie die Schultern bewusst in Richtung Boden (1).

→ Halten Sie die Position für 3 bis 4 Atemzüge. Atmen Sie dabei gleichmäßig tief ein und aus.

Wirkung: Die Übung dehnt vor allem die Brust- und Schulterpartie.

Nackenlöser

→ Nehmen Sie eine bequeme Sitzposition ein. Richten Sie ganz bewusst den Rücken Wirbel für Wirbel auf. Bauch und Rücken sind leicht angespannt. Die Hände liegen locker auf dem Boden auf.

→ Neigen Sie den Kopf so weit wie möglich zur linken Seite. Senken Sie das Kinn etwas in Richtung Brust ab. Legen Sie die linke Hand auf die rechte Kopfseite, ohne den Druck zu verstärken (2).

→ Halten Sie die Position für 3 bis 4 Atemzüge, richten Sie den Kopf wieder auf und wechseln Sie die Seite.

Wirkung: Die Übung lockert Hals- und Nackenmuskeln.

Vollkommen entspannt
Ihr Nacken ist verspannt? Dann führen Sie die Übung »Nackenlöser« (Bild 2) zunächst wie beschrieben durch, halten aber die Endposition auf beiden Seiten 3 Atemzüge länger.

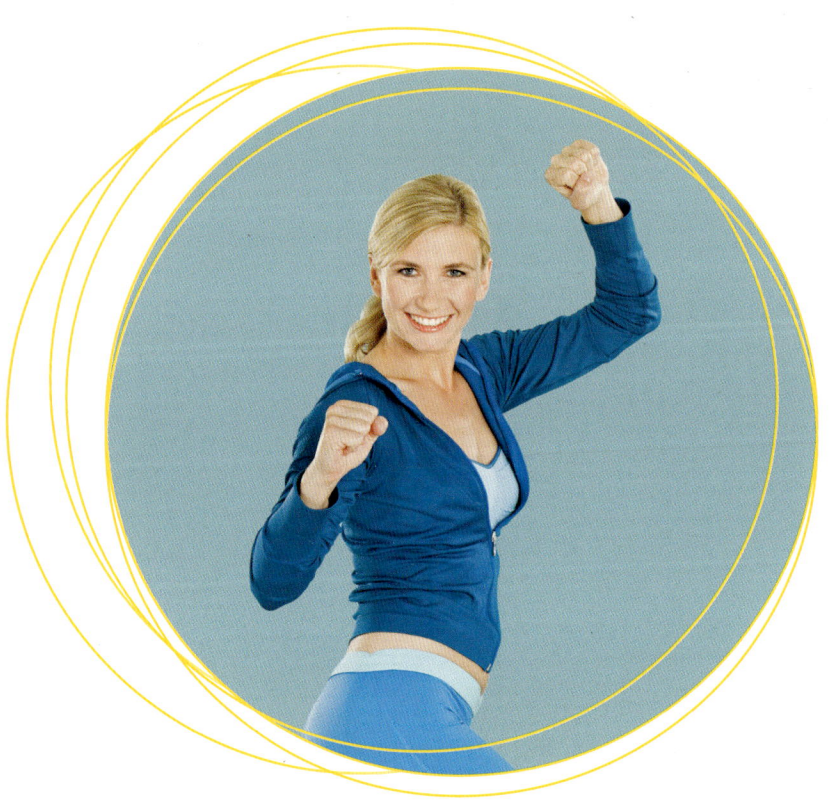

Taillen-Trainer

Eine schmale Taille, schlanke Hüften und eine flache Mitte sind die Effekte des folgenden Programms. Durch funktionelle Bewegungen werden die Muskeln am Rumpf von innen nach außen gestrafft. Im Fokus stehen die schrägen und quer verlaufenden Partien, die für eine schöne Taille ausschlaggebend sind.

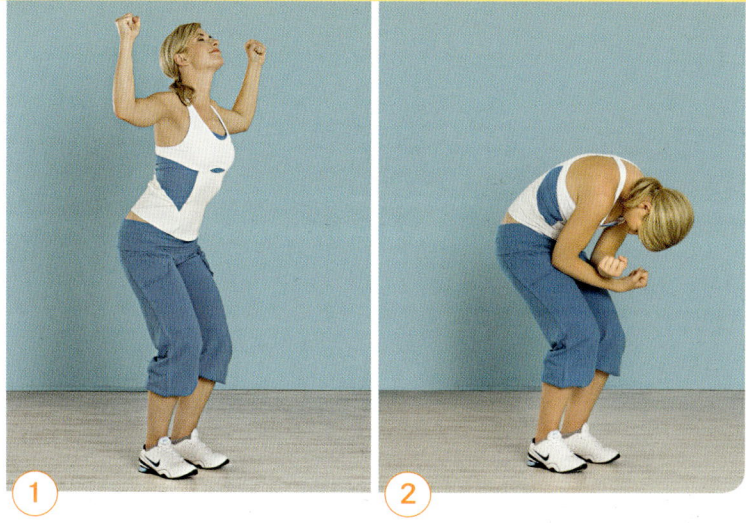

Rückenmobil

→ Stellen Sie sich aufrecht hin, die Füße sind etwa hüftbreit geöffnet. Spannen Sie Rücken, Bauch und Beckenboden minimal an. Atmen Sie nur durch die Nase ein und aus.

→ Jetzt beugen Sie leicht die Knie, schieben den Po nach hinten und neigen den Oberkörper etwas nach vorn. Winkeln Sie die Arme an und bringen Sie die Ellbogen auf Schulterhöhe. Die Hände sind locker zu Fäusten geballt.

→ Atmen Sie ein und kommen Sie in ein leichtes Hohlkreuz. Dabei ziehen Sie gleichzeitig die Ellbogen etwas nach hinten und den Kopf leicht in den Nacken (1).

→ Beim nächsten Ausatmen lassen Sie den Rücken rund werden und rollen den Oberkörper nach vorn ein. Gleichzeitig senken Sie das Kinn zur Brust und führen Ellbogen und Unterarme vor dem Körper zusammen (2).

→ Mit dem Einatmen kommen Sie wieder nach oben (1).

→ Wiederholen Sie diesen Bewegungsablauf langsam und fließend und lassen Sie sich dabei Zeit. Folgen Sie hier nur dem Tempo der eigenen Atmung.

→ Führen Sie diese Übung insgesamt 2 bis 3 Minuten lang aus.

Wirkung: Mit dieser Übung wärmen Sie die Rückenmuskeln gezielt auf, mobilisieren die Wirbelsäule und tanken Sauerstoff.

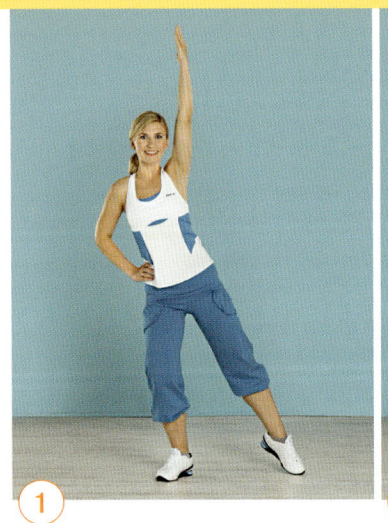 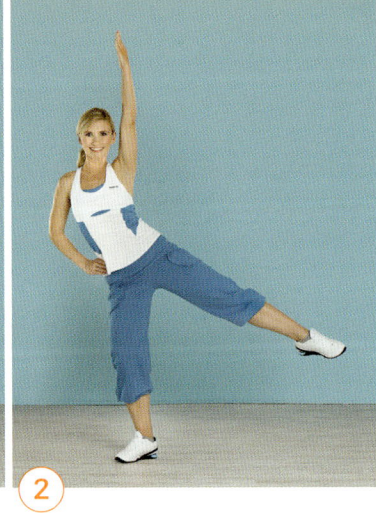 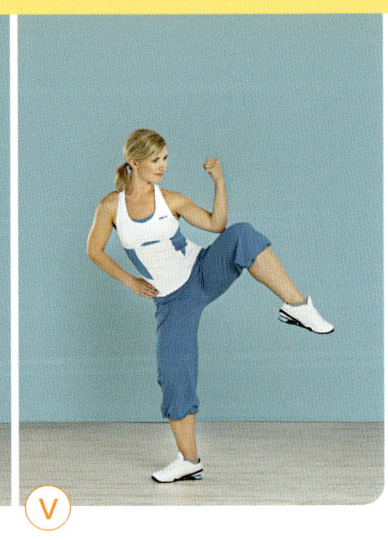

Taillen-Crunch

→ Stellen Sie sich aufrecht hin und öffnen Sie die Beine mehr als schulterbreit, die Knie sind leicht gebeugt. Fußspitzen und Knie sind leicht nach außen gedreht.

→ Aktivieren Sie Bauch-, Beckenboden- und Rückenmuskulatur. Ziehen Sie die Schulterblätter nach hinten unten, gleichzeitig bewegen Sie die Schulterkugeln weit auseinander. Schaffen Sie Platz für die Schlüsselbeine! Die rechte Hand ist in der Taille abgestützt, der linke Arm nach oben ausgestreckt.

→ Verlagern Sie nun das Gewicht auf das rechte Bein, das Knie ist nun etwas mehr gebeugt. Das linke Bein ist durchgestreckt, es berührt nur noch die Fußspitze den Boden (1). Atmen Sie ein.

→ Beim nächsten Ausatmen beugen Sie linken Arm und linkes Bein und führen Ellbogen und Knie auf Taillenhöhe kraftvoll zusammen (2). Ballen Sie dabei die linke Hand zur Faust.

→ Beim Einatmen strecken Sie Bein und Arm wieder, die Fußspitze berührt den Boden.

→ Wiederholen Sie die Bewegung 12 bis 15 Mal, wechseln Sie dann ohne Pause die Seite.

Variante: Wenn Sie bereits geübt sind, versuchen Sie, bei der Streckung das Bein nicht mehr auf dem Boden abzusetzen (V).

Wirkung: Diese Übung formt die Taille, stärkt die Bauch- und Beckenbodenmuskeln und trainiert die Balance.

Knie seitlich anheben

Achten Sie bei dieser Übung besonders darauf, dass Sie das Knie zur Seite und nicht nach vorn anheben. Nur so trainieren Sie auch den quer verlaufenden Bauchmuskel.

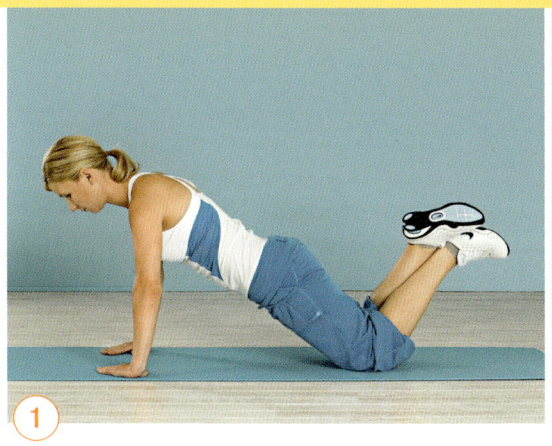 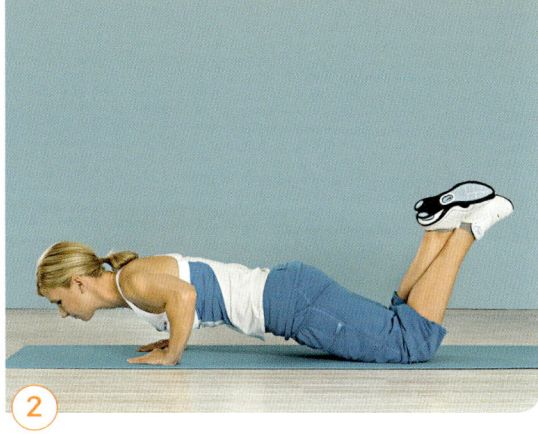

Liegestütz

→ Kommen Sie in den Vierfüßlerstand. Die Knie sind Faustbreit geöffnet, die Handgelenke direkt unter den Schultergelenken platziert, die Finger zeigen diagonal zueinander. Halten Sie den Rücken gerade und den Kopf in Verlängerung der Wirbelsäule.

→ Spannen Sie Bauch und Beckenboden bewusst an und senken Sie das Gesäß so weit ab, bis Oberkörper und Oberschenkel eine Linie bilden. Heben Sie die Unterschenkel an und kreuzen Sie die Knöchel. Drücken Sie sich bewusst aus den Schultern heraus nach oben, Ihr Blick ist zum Boden gerichtet **(1)**.

→ Beugen Sie nun die Ellbogen und senken Sie während des Einatmens Ihren Körper langsam ab, bis das Kinn knapp über dem Boden ist. Der Rücken bleibt gerade **(2)**.

→ Beim nächsten Ausatmen drücken Sie sich wieder langsam und kontrolliert nach oben.

→ Absolvieren Sie 8 bis 10 Wiederholungen. Pausieren Sie dann im Fersensitz, bevor Sie die nächste Übung anschließen.

Variante: Geübte legen die Unterschenkel auf dem Ball ab und halten Oberkörper und gestreckte Beine auf gleicher Ebene. Jetzt die Arme beugen und den Oberkörper absenken, anschließend wieder nach oben drücken.

Wirkung: Dieser Klassiker trainiert die tief liegenden Muskelschichten des Rumpfes. Außerdem werden Brust- und Rückenmuskeln intensiv gestärkt.

Das Gleichgewicht finden
Wenn es Ihnen schwerfällt, bei der Variante mit dem Gymnastikball das Gleichgewicht zu halten, fixieren Sie während der Ausführung einen Punkt vor sich auf dem Boden.

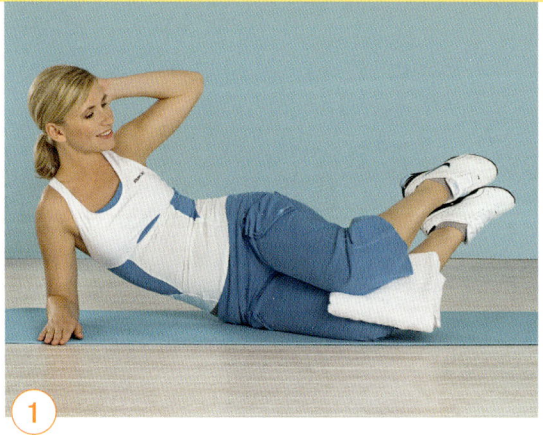
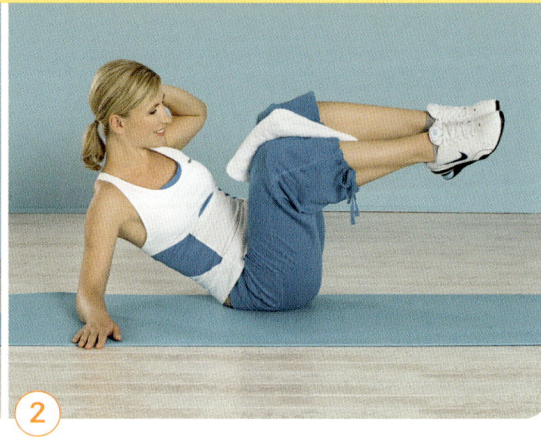

Taillenturbo

→ Legen Sie sich mit angewinkelten Beinen auf die rechte Seite und klemmen Sie sich ein Handtuch zwischen die Knie. Stützen Sie sich auf dem rechten Unterarm ab und positionieren Sie den Ellbogen direkt unter dem Schultergelenk. Legen Sie Ihre linke Hand an den Hinterkopf und lösen Sie die Füße vom Boden (1). Atmen Sie ein.

→ Ziehen Sie beim Ausatmen nun die Knie in Richtung Brust und rollen Sie dabei über die rechte Gesäßhälfte. Die Füße bleiben angehoben (2), der Bauch ist fest angespannt.

→ Bewegen Sie sich mit dem Einatmen zurück in den Seitstütz, ohne Oberkörper und Füße abzulegen.

→ Wiederholen Sie den Ablauf 12 bis 15 Mal und wechseln Sie dann die Seite.

Variante: Einsteiger beginnen in Rückenlage, klemmen sich mit aufgestellten Beinen ebenfalls ein Handtuch zwischen die Knie und senken dann die Knie zur Seite ab. Die Hände liegen am Hinterkopf an, die Ellbogen sind weit geöffnet.

→ Lösen Sie Kopf und Schultern vom Boden und heben Sie den Oberkörper mit der Kraft der Bauchmuskeln an. Senken Sie ihn wieder ab, ohne die Schulter abzulegen. Die Knie bleiben ruhig.

Wirkung: Diese Übung formt die Taille und kräftigt die schräge und quer verlaufende Bauchmuskulatur.

Den Beckenboden entlasten

Das gefaltete Handtuch, das zwischen die Knie geklemmt wird, bewirkt, dass der Bauch dadurch noch intensiver arbeiten muss, der Beckenboden dabei aber eine Pause machen darf.

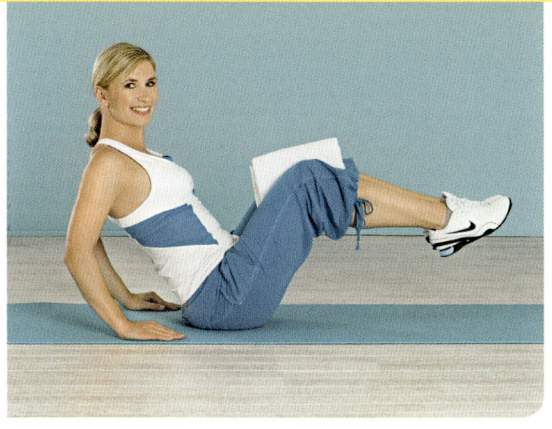

Aktive Schultern
Die Übung kann ihre Wirkung nur dann richtig entfalten, wenn Sie sich ganz bewusst aus den Schultern heraus nach oben drücken und so für eine Grundspannung im Rücken sorgen. Vermeiden Sie unbedingt ein Hohlkreuz.

Umkehr-Crunch

→ Setzen Sie sich aufrecht hin und richten Sie den Rücken Wirbel für Wirbel auf, das Steißbein sinkt in den Boden, das Becken richtet sich auf. Ziehen Sie die Schulterblätter nach hinten unten und halten Sie den Kopf in Verlängerung der Wirbelsäule.

→ Winkeln Sie die Beine an und stellen Sie die Füße flach auf den Boden. Klemmen Sie sich ein Handtuch zwischen die Knie.

→ Stützen Sie die Hände knapp hinter dem Gesäß auf und beugen Sie die Ellbogen leicht. Der Bauch ist leicht angespannt, der Rücken bleibt gerade.

→ Heben Sie dann die Unterschenkel an und ziehen Sie die Knie in Richtung Brust. Der Winkel zwischen Ober- und Unterschenkeln beträgt etwa 90 Grad **(Bild)**. Atmen Sie ein.

→ Neigen Sie nun den Oberkörper etwas nach hinten – dabei beugen sich die Ellbogen etwas stärker – und schieben Sie mit dem Ausatmen gleichzeitig die Beine gebeugt nach vorn. Achten Sie darauf, dass Sie nicht in ein Hohlkreuz fallen, sondern die Kraft aus dem Bauch kommt.

→ Beim nächsten Einatmen ziehen Sie die Beine wieder heran.

→ Wiederholen Sie die Bewegung 12 bis 15 Mal.

Wirkung: Diese Übung trainiert die quer verlaufenden sowie die geraden Bauchmuskeln und entlastet den Beckenboden.

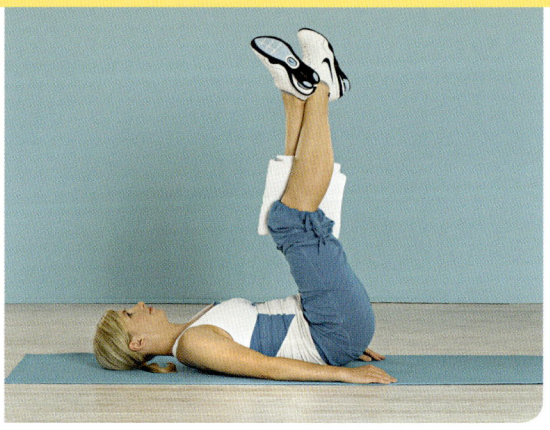

Entspannter Nacken

Achten Sie bei dieser Übung unbedingt darauf, den Nacken und die obere Schulterpartie locker und entspannt auf dem Boden liegen zu lassen. Konzentrieren Sie sich voll und ganz auf die Muskelanspannung im Unterbauch.

Unterbauch-Crunch

→ Legen Sie sich auf den Rücken und stellen Sie zunächst die Füße flach auf den Boden. Die Arme liegen locker neben dem Körper auf dem Boden. Kopf, Nacken und Schultern sind entspannt, Ihr Blick ist zur Decke gerichtet.

→ Klemmen Sie nun ein zusammengefaltetes Handtuch zwischen die Knie. Heben Sie die gebeugten Beine an, kreuzen Sie jetzt die Fußgelenke und strecken Sie die Beine nach oben. Bauen Sie die Bauchspannung auf.

→ Spannen Sie den Unterbauch fester an und heben Sie das Becken ein paar Zentimeter vom Boden an. Achten Sie darauf, sich ohne Schwung und nur aus der Bauchkraft heraus nach oben zu drücken. Der Oberkörper bleibt fest auf dem Boden **(Bild)**.

→ Drehen Sie nun das angehobene Becken zunächst langsam nach rechts, dann nach links. Führen Sie diese Bewegung 20 Mal im Wechsel aus, ohne das Becken abzulegen.

→ Kommen Sie schließlich wieder zur Mitte zurück, senken Sie das Becken ab und ziehen Sie die Knie zur Brust.

Wirkung: Diese Übung kräftigt und strafft den Unterbauch und entlastet dabei gleichzeitig den Beckenboden.

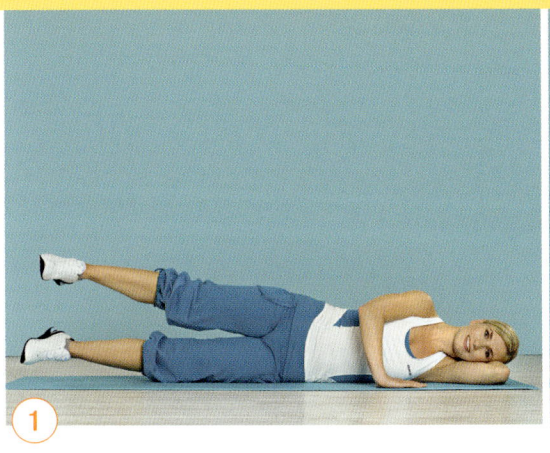 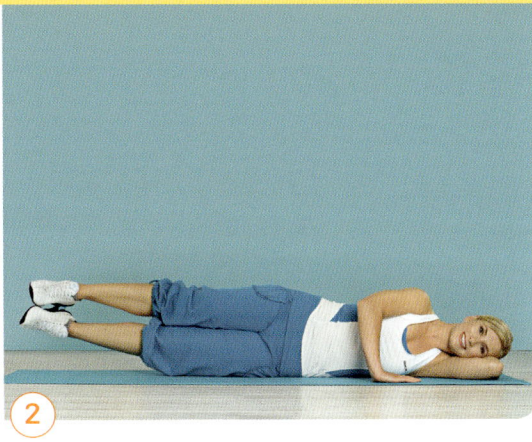

Seitenschwebe

→ Legen Sie sich auf die linke Seite. Winkeln Sie den linken Arm unter dem Kopf an und strecken Sie die Beine aus. Oberkörper und gestreckte Beine befinden sich nun in einer Linie.

→ Die rechte Hand ist vor der Brust aufgestützt, um so die Seitlage zu stabilisieren. Nacken, Schultern und Kopf sollten nun vollkommen entspannt sein.

→ Heben Sie nun das obere Bein an, lösen Sie dann auch das untere Bein vom Boden. Die Beine sind geöffnet, die Fußspitzen zeigen nach vorn (1).

→ Halten Sie das obere Bein in dieser Position. Führen Sie das linke Bein so weit nach oben, bis die Beine geschlossen sind (2). Heben Sie dann beide Beine noch etwas höher an.

→ Jetzt senken Sie das untere Bein wieder etwas ab, legen es aber nicht auf dem Boden ab. Atmen Sie während der Ausführung gleichmäßig ein und aus.

→ Wiederholen Sie die Bewegung mit dem unteren Bein 10 bis 12 Mal, senken Sie dann beide Beine zum Boden ab, pausieren Sie kurz und wechseln Sie dann die Seite.

Wirkung: Mit dieser Übung kräftigen Sie die seitlichen und quer verlaufenden Bauchmuskeln. Gleichzeitig wird der Rücken gestärkt.

Stabilität finden
Effektiv ist diese Übung nur, wenn das Becken senkrecht steht und der Körper eine Linie bildet. Um die Position zu stabilisieren, stützen Sie deshalb die freie Hand vor dem Körper etwa auf Brusthöhe auf.

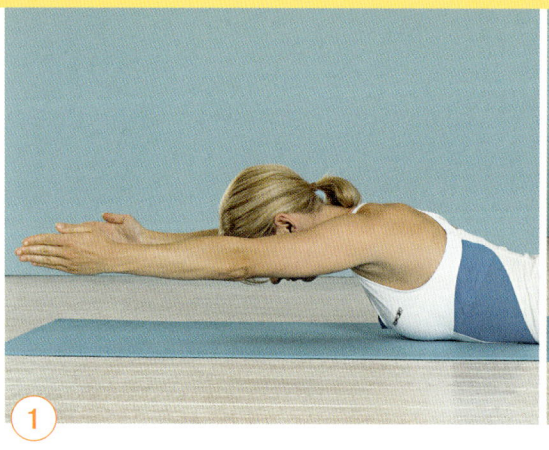 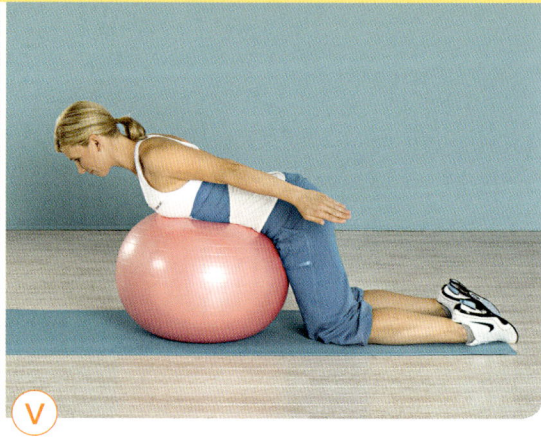

Rückenschwebe

Kräftige Arme
Die Übung ist am wirkungsvollsten, wenn die Arme während der Ausführung angespannt und vollkommen gestreckt bleiben.

→ Legen Sie sich auf den Bauch und schließen Sie die Beine. Die Pomuskeln sind leicht angespannt.

→ Strecken Sie die Arme nach vorn aus, die Handflächen zeigen zueinander. Heben Sie Kopf und Brust an (1). Ihr Blick ist zum Boden gerichtet, der Nacken ist lang. Ziehen Sie den Bauchnabel nach innen und zu den Rippen hoch und atmen Sie ein.

→ Ziehen Sie beim nächsten Ausatmen die gestreckten Arme langsam über die Seiten nach hinten in Richtung Po. Drehen Sie während der Bewegung die Handgelenke, sodass die Handflächen nun zum Körper zeigen. Der Oberkörper bleibt angehoben.

→ Mit dem Einatmen führen Sie die Arme wieder gleichmäßig und langsam nach vorn.

→ Wiederholen Sie die Bewegung 12 bis 15 Mal, legen Sie dann Oberkörper und Arme ab und schließen Sie eine kurze Pause an, bevor Sie zur nächsten Übung übergehen.

Variante: Knien Sie sich vor den Ball und legen Sie Bauch und Brustkorb ab. Die Arme sind, wie auf Bild 1, nach vorn gestreckt, der Kopf ist in Verlängerung der Wirbelsäule. Führen Sie die Arme, wie vorher beschrieben, über die Seiten nach hinten (V) und wieder nach vorn.

Wirkung: Mit dieser Übung stärken Sie Schultern und Rückenstrecker – egal, ob Sie auf dem Ball oder auf der Matte trainieren.

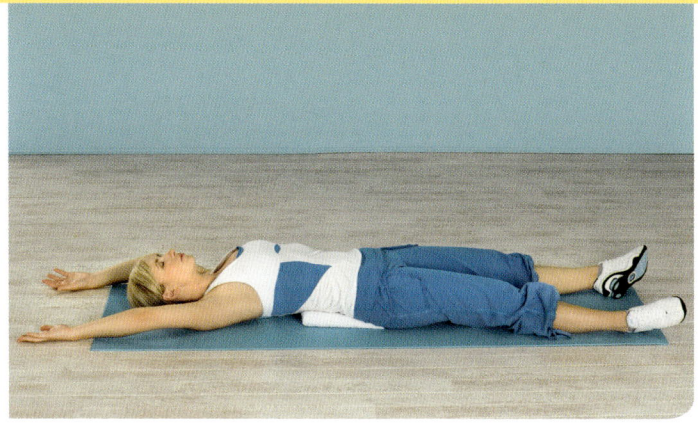

Bodyrelax

→ Legen Sie sich auf den Rücken und schieben Sie sich ein zusammengefaltetes Handtuch unter den Lendenwirbelbereich.

→ Strecken Sie die Arme über den Kopf aus, legen Sie die Beine entspannt ab und lassen Sie die Füße locker zu den Seiten fallen. Schließen Sie die Augen **(Bild)**.

→ Atmen Sie ganz entspannt 3 bis 4 Atemzüge lang in den Bauchraum und konzentrieren Sie sich darauf, den Beckenboden zu entspannen.

→ Atmen Sie dann 3 bis 4 Atemzüge lang in den Brustkorb und spüren Sie die Dehnung in der Bauchmuskulatur.

→ Lassen Sie nun die Kontrolle über die Atmung los und bleiben Sie noch einige Atemzüge lang entspannt liegen, bevor Sie das Training beenden.

Wirkung: Das Handtuch unterstützt Sie dabei, den Beckenboden zu entspannen.

Dehnen und genießen
Die Dehnübungen dienen zur Entspannung von Körper und Geist und werden einige Atemzüge lang gehalten. Achten Sie bewusst auf die Dehnung von Rücken, Bauch und Beckenboden.

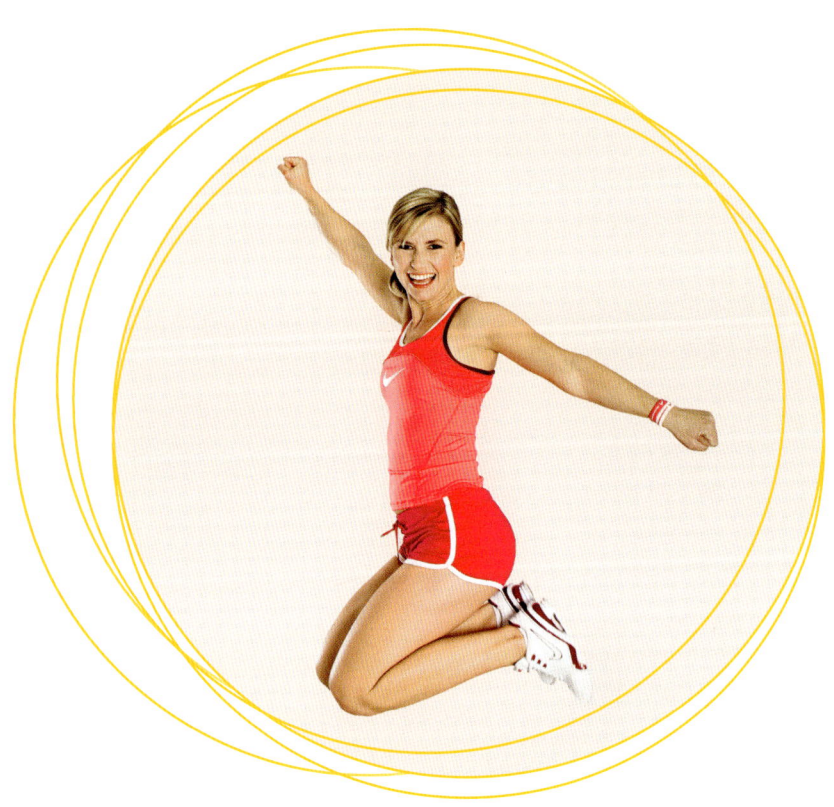

Cellulite-Killer

Glatte, straffe Beine, eine starke Mitte und ein
fester Po sind das Ergebnis dieses Workouts.
Das Gewebe an Schenkeln, Hüften und Taille wird
gestrafft, der Fettstoffwechsel angeregt und die
Durchblutung verbessert. Sagen Sie unschönen
Dellen endgültig ade und freuen Sie sich auf einen
neuen Look!

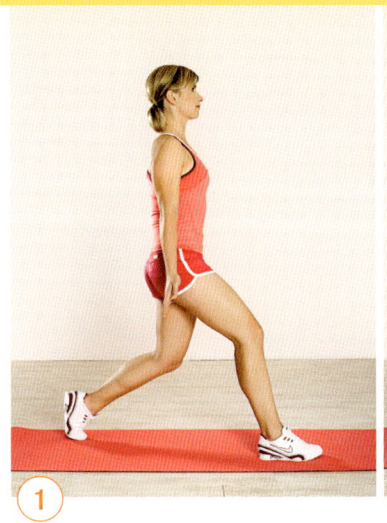 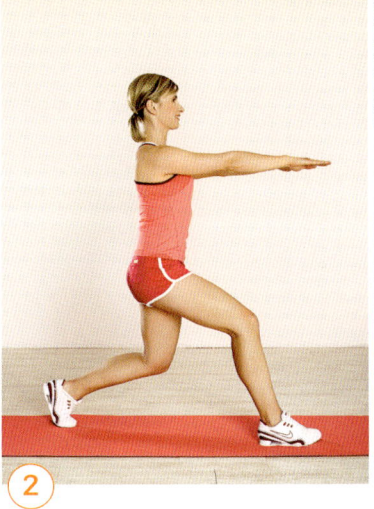 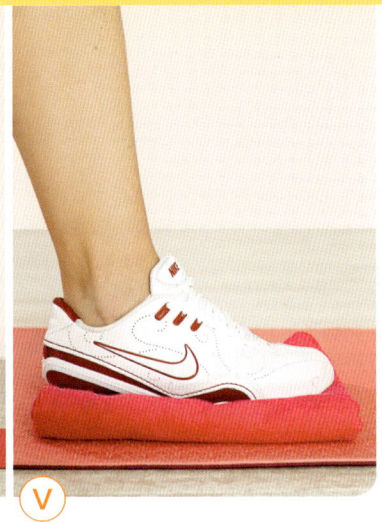

Powershift

→ Stellen Sie sich aufrecht hin und halten Sie den Kopf in Verlängerung der Wirbelsäule. Die Schulterblätter sind nach hinten unten gezogen, Bauch und Rücken leicht angespannt. Lassen Sie die Arme locker hängen.

→ Machen Sie nun mit dem rechten Bein einen großen Ausfallschritt nach vorn. Halten Sie den Oberkörper aufrecht. Ihr Blick ist nach vorn gerichtet (1).

→ Beugen Sie beide Knie so weit, bis der linke Unterschenkel fast parallel zum Boden ist. Das vordere Bein sollte maximal 90 Grad angewinkelt sein. Heben Sie nun beide Arme gestreckt nach vorn bis auf Schulterhöhe an und drehen Sie die Handflächen nach unten (2).

→ Drücken Sie sich aus der tiefsten Position langsam und gleichmäßig hoch – die Beine nicht ganz durchstrecken – und gehen Sie erneut tief.

→ Wiederholen Sie den Bewegungsablauf 20 bis 30 Mal, wechseln Sie dann die Seite.

Variante: Fortgeschrittene können die Übung intensivieren, indem sie den vorderen Fuß auf einer zusammengerollten Gymnastikmatte oder einem gefalteten Handtuch abstellen (V).

Wirkung: Diese Übung kräftigt Beine und Po; vor allem die Variante fordert zusätzlich intensiv die Core-Muskeln, die Oberkörper und Beine stabilisieren.

> **Aufrecht bleiben**
> Achten Sie während der Bewegungsausführung darauf, den Bauch angespannt zu lassen, damit der Oberkörper aufrecht bleibt.

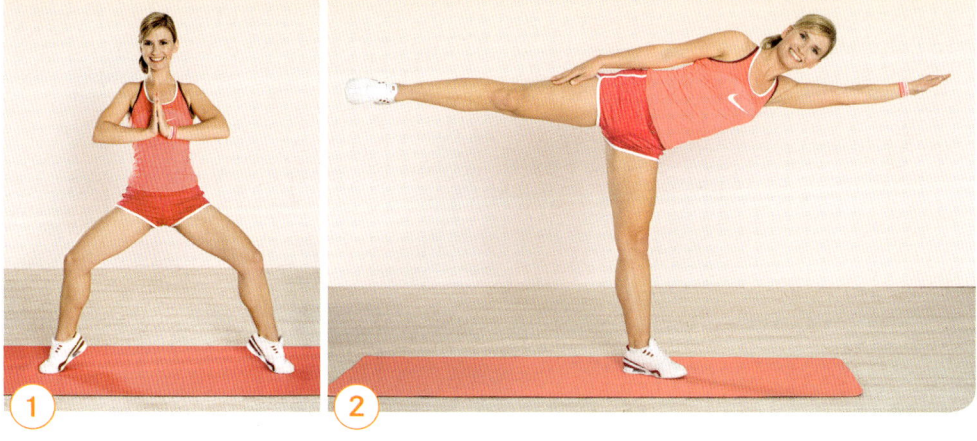

Seitenbalance

→ Kommen Sie in eine weite Grätsche. Die Knie sind leicht gebeugt, Knie und Zehenspitzen zeigen diagonal nach außen. Drücken Sie die Knie bewusst nach hinten außen, um die Position zu stabilisieren.

→ Der Oberkörper ist aufrecht und mittig über dem Becken, der Blick ist nach vorn gerichtet. Spannen Sie Bauch und Rücken leicht an.

→ Heben Sie nun die Fersen an, winkeln Sie die Ellbogen an und bringen Sie die Hände in Gebetsstellung vor die Brust. Senken Sie dabei die Schulterblätter nach hinten ab.

→ Beugen Sie die Knie noch etwas mehr **(1)**, drücken Sie sich dann langsam wieder hoch, strecken Sie die Knie jedoch nicht ganz durch. Wiederholen Sie die Bewegung 15 bis 20 Mal, senken Sie dann die Fersen langsam ab.

→ Verlagern Sie jetzt das Gewicht auf das linke Bein. Heben Sie das rechte Bein gestreckt an und neigen Sie den Oberkörper so weit nach links, bis er mit dem rechten Bein parallel zum Boden ist. Der linke Arm wird in Verlängerung des Oberkörpers gestreckt, der rechte liegt gestreckt auf der Hüfte auf **(2)**.

→ Halten Sie die Position für 3 bis 5 Atemzüge, kommen Sie zurück in die Grätsche und wiederholen Sie Übung 1 mit angehobenen Fersen. Wechseln Sie bei Übung 2 jetzt zur anderen Seite.

Wirkung: Diese Übung schult Balance und Koordination, fordert aber auch tief liegende Core-Muskeln.

Das Gleichgewicht finden

Wenn es Ihnen schwerfällt, das Gleichgewicht zu halten, fixieren Sie einen Punkt vor sich oder sehen Sie sich selbst im Spiegel in die Augen. Das verleiht Ihnen Stabilität!

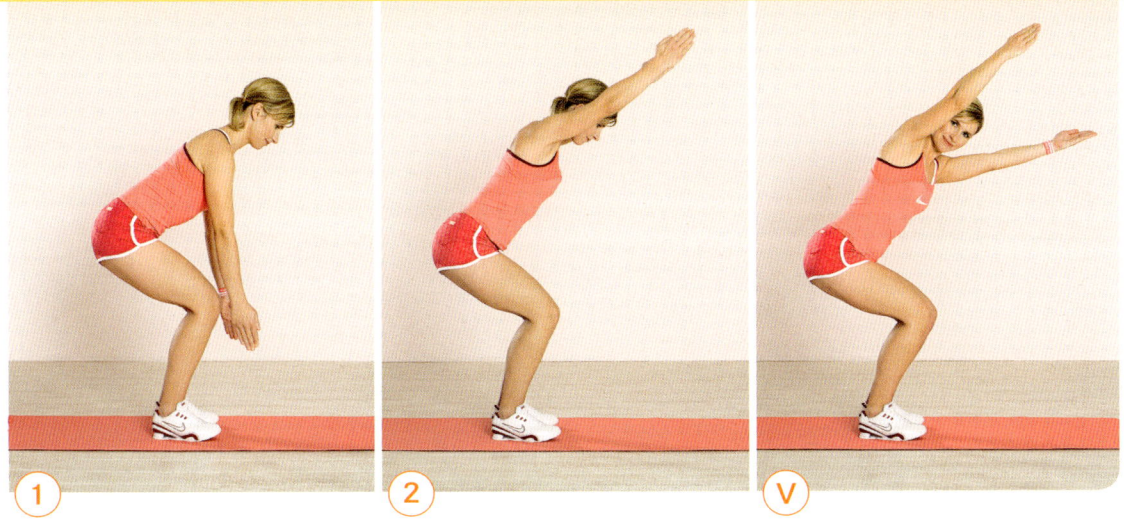

Rückenstärker

→ Stellen Sie sich aufrecht hin, die Füße sind etwa hüftbreit geöffnet. Die Fußspitzen zeigen nach vorn. Spannen Sie Bauch, Beckenboden und Rücken leicht an.

→ Beugen Sie die Knie so weit, bis zwischen Ober- und Unterschenkeln ein 90-Grad-Winkel entsteht. Die Knie befinden sich senkrecht über dem Mittelfuß. Neigen Sie den Oberkörper aus den Hüften heraus so weit nach vorn, dass Oberkörper und Oberschenkel ebenfalls einen 90-Grad-Winkel bilden. Das Gewicht ruht nun hauptsächlich auf den Fersen.

→ Halten Sie den Kopf in Verlängerung der Wirbelsäule. Die Arme befinden sich gestreckt vor den Knien, die Handflächen zeigen zueinander (1).

→ Führen Sie mit dem Einatmen die Arme in V-Form gestreckt über den Kopf, die Daumen rotieren dabei leicht nach außen (2).

→ Senken Sie beim Ausatmen die Arme wieder zu den Knien ab. Halten Sie den Rücken stets gerade. Wiederholen Sie die Bewegung 20 bis 30 Mal.

Variante: Geübte drehen den Oberkörper aus der Taille heraus nach rechts (V), kommen zur Mitte zurück, senken die Arme und drehen den Oberkörper beim nächsten Anheben zur linken Seite.

Wirkung: Diese Übung stärkt vor allem den Rücken, aber auch die Core-Muskeln an Beinen und Po werden gefordert.

Stabiler Unterkörper

Achten Sie bei dieser Übung insbesondere darauf, das Becken und die Knie ruhig und stabil zu halten. Vor allem bei der Variante mit Rotation benötigen Sie eine erhöhte Stabilität.

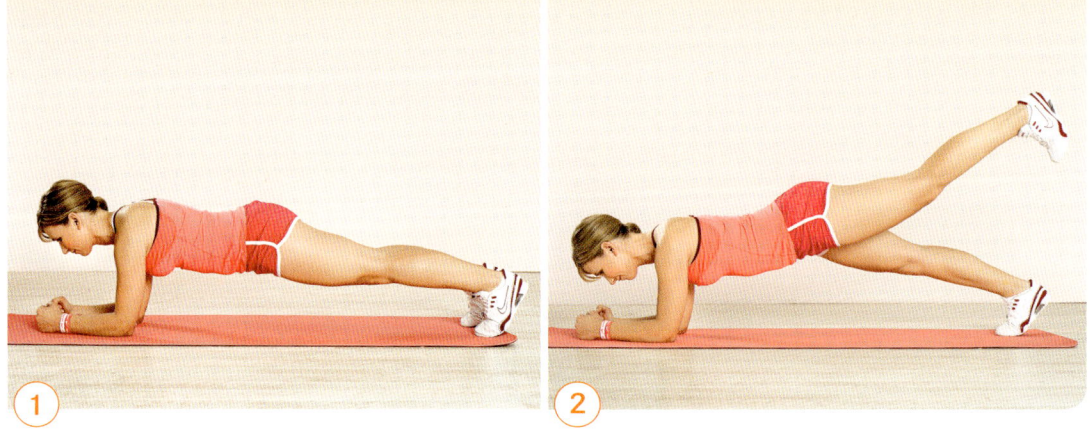

Kraftbrücke

→ Kommen Sie in den Vierfüßlerstand. Legen Sie die Unterarme auf dem Boden ab und positionieren Sie die Ellbogen direkt unter den Schultergelenken, die Hände sind ineinander verschränkt.

→ Strecken Sie dann die Beine aus, sodass Oberkörper und Beine eine Linie bilden. Die Füße sind etwa hüftbreit geöffnet (1). Der Kopf befindet sich in Verlängerung der Wirbelsäule. Verlagern Sie nun das Gewicht auf Ihr rechtes Bein und atmen Sie ein.

→ Heben Sie mit dem Ausatmen das linke Bein langsam so weit nach oben, dass Ihr Rücken dabei noch gestreckt bleibt (2).

→ Beim Einatmen senken Sie das Bein wieder langsam ab.

→ Wiederholen Sie die Bewegung 10 bis 12 Mal und wechseln Sie dann die Seite.

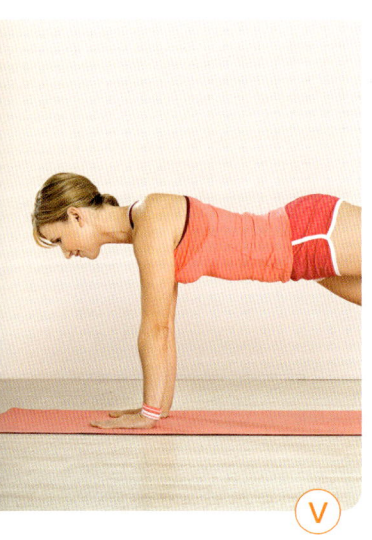

Variante: Fortgeschrittene können die Übung mit gestreckten Armen durchführen (V). Achten Sie dabei darauf, dass sich die Handgelenke direkt unter den Schultergelenken befinden und Sie im Schultergürtel nicht einsinken, sich also bewusst aus den Schultern heraus nach oben drücken.

Wirkung: Tanken Sie Kraft in alle Core-Muskeln des Rumpfes! Bauch und Rücken werden stabilisiert und die Oberschenkelrückseiten gekräftigt.

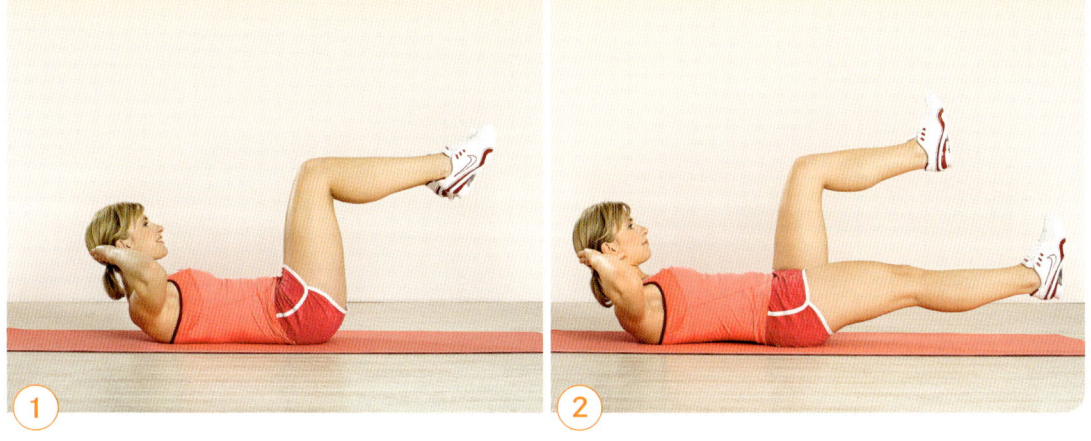

Bauch-Power

→ Kommen Sie in die Rückenlage. Winkeln Sie die Beine an, stellen Sie die Fersen auf und ziehen Sie die Zehenspitzen an.

→ Nehmen Sie die Hände locker an den Hinterkopf und richten Sie den Blick diagonal zur Decke. Das Kinn ist leicht zur Brust gezogen.

→ Bauen Sie die Bauchspannung auf. Heben Sie nun die Beine angewinkelt so weit an, bis die Unterschenkel parallel zum Boden und die Knie senkrecht über den Hüftgelenken sind.

→ Jetzt heben Sie den Oberkörper so weit an, bis die Schultern vom Boden gelöst sind. Öffnen Sie die Ellbogen dabei weit zu den Seiten (1). Atmen Sie ein.

→ Mit angehobenem Oberkörper strecken Sie nun mit dem nächsten Ausatmen zuerst das rechte Bein nach vorn aus und senken es bis knapp über den Boden ab (2). Die Wirbelsäule bleibt fest auf dem Boden.

→ Mit dem Einatmen heben Sie es wieder an und ziehen es in die Ausgangsposition zurück.

→ Wiederholen Sie die Bewegung nun mit dem linken Bein.

→ Führen Sie 20 Wiederholungen im Wechsel aus.

Wirkung: Diese Übung strafft und festigt vor allem die Mitte, aber auch den unteren Bereich.

Den Rücken entlasten

Wenn Sie merken, dass sich der Rücken vom Boden löst, während Sie ein Bein absenken, lassen Sie es angewinkelt und führen Sie die Übung zunächst mit gebeugtem Bein aus.

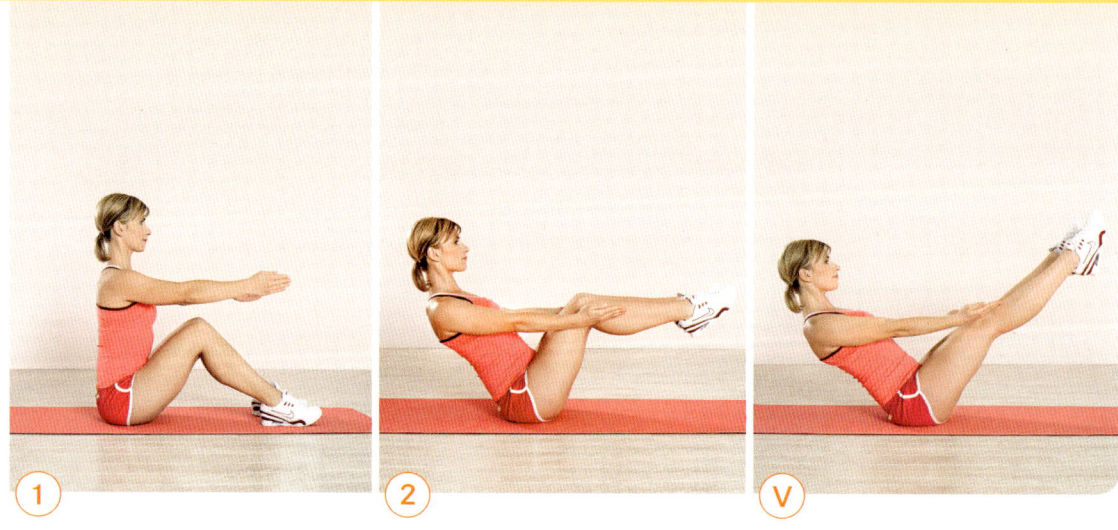

(1) (2) (V)

Tiefenkraft

Atmen nicht vergessen!
Versuchen Sie, während des Haltens tief und bewusst zu atmen. So unterstützen Sie die Muskelarbeit.

→ Setzen Sie sich mit angewinkelten Beinen auf die Matte, die Füße sind hüftbreit geöffnet und flach auf dem Boden aufgestellt. Versuchen Sie dabei, auf den Sitzbeinhöckern zu sitzen.

→ Spannen Sie nun den Beckenboden bewusst an und richten Sie den Rücken nochmals auf. Halten Sie den Kopf in Verlängerung der Wirbelsäule und lassen Sie dabei die Schultern entspannt nach unten sinken.

→ Strecken Sie die Arme auf Schulterhöhe parallel zum Boden nach vorn aus und drehen Sie die Handflächen zueinander (1).

→ Neigen Sie den Oberkörper aus der Hüfte heraus gerade nach hinten, bis sich die Füße vom Boden lösen. Dann heben Sie die Unterschenkel so weit an, bis sie parallel zum Boden sind. Arme und Unterschenkel bilden nun eine Linie, die Hände befinden sich in etwa neben den Knien, die Füße sind gestreckt (2).

→ Halten Sie die Position für 4 bis 5 Atemzüge, dann langsam lösen: Beine abstellen, Arme absenken und Kopf auf den Knien ablegen. Lassen Sie den Rücken rund werden und entspannen Sie für einen Atemzug. Wiederholen Sie die Übung noch 2 Mal.

Variante: Trainierte können die Beine in dieser Position auch ausstrecken (V).

Wirkung: Diese Übung setzt an den tief liegenden Schichten des Bauches an und strafft von innen heraus.

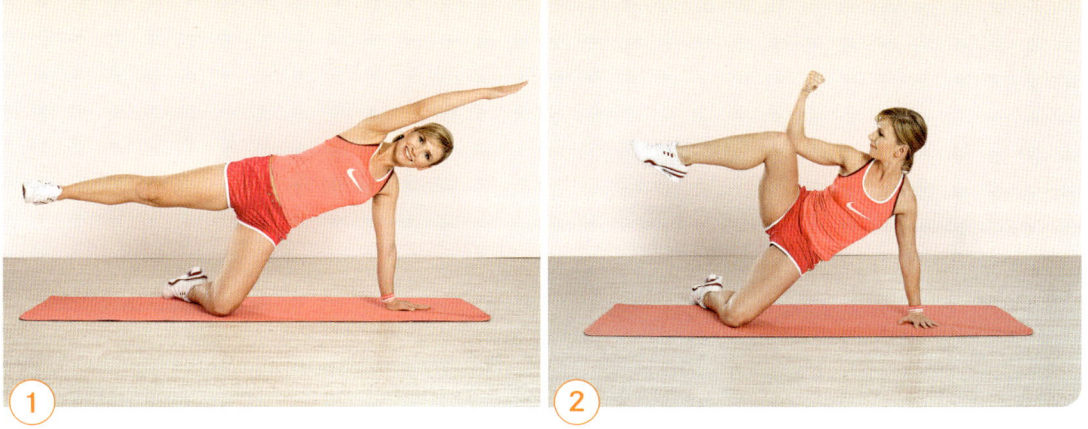

Taillenkick

→ Setzen Sie sich auf der linken Seite ab. Winkeln Sie die Beine im 90-Grad-Winkel an und legen Sie sie übereinander nach hinten ab. Oberschenkel und Oberkörper bilden eine Linie. Stützen Sie die linke Hand senkrecht unter dem Schultergelenk auf, die Finger zeigen nach vorn.

→ Spannen Sie den Bauch leicht an. Heben Sie nun die Hüfte so weit wie möglich an und strecken Sie das obere Bein aus. Das untere Knie bleibt am Boden, der Unterschenkel ist nach hinten angewinkelt, Ihr Blick nach vorn gerichtet.

→ Heben Sie das gestreckte Bein so weit an, bis es sich in einer Linie mit dem Oberkörper befindet.

→ Strecken Sie nun den linken Arm in Verlängerung des Oberkörpers aus und drehen Sie die Handfläche zum Boden. Ziehen Sie bewusst die Schulter vom Kopf weg **(1)**. Atmen Sie ein.

→ Führen Sie mit dem Ausatmen nun rechtes Knie und rechten Ellbogen mit einer kraftvollen Bewegung auf Taillenhöhe zusammen und ballen Sie währenddessen die rechte Hand zur Faust. Ihr Blick wandert dabei zu Knie und Ellbogen **(2)**.

→ Kommen Sie wieder in die Ausgangsposition zurück und wiederholen Sie die Bewegung 12 bis 15 Mal. Dann wechseln Sie die Seite.

Wirkung: Damit formen Sie eine tolle Taille, aktivieren den Stoffwechsel und fordern die kleinen Core-Muskeln am Oberkörper.

Handgelenke entlasten
Achten Sie bei Übungen, bei denen Sie sich mit den Händen abstützen, immer darauf, sich aus den Schultern heraus nach oben zu drücken, um die Handgelenke zu entlasten.

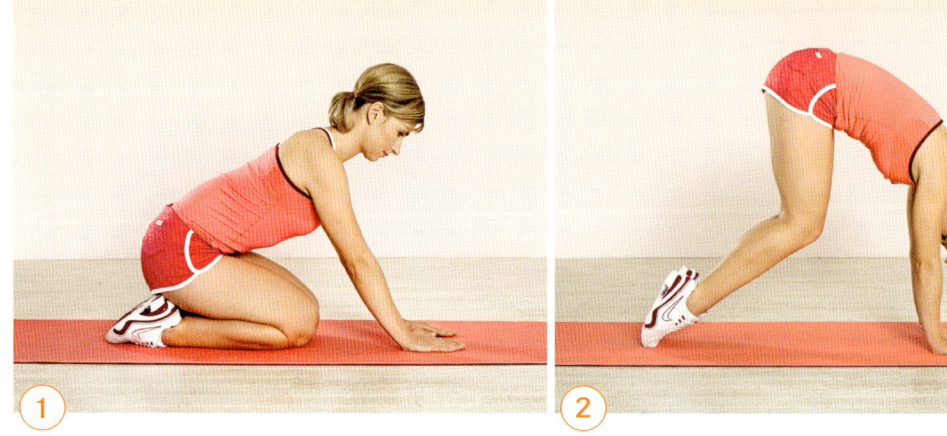

Bodycurl

→ Kommen Sie in den Fersensitz, die Fußrücken liegen flach auf dem Boden. Ihre Knie sollten sich in etwa unter der Brust befinden. Die Beine sind geschlossen.

→ Platzieren Sie die Hände schulterbreit so weit vorn, dass Arme und Oberkörper etwa einen 90-Grad-Winkel bilden. Die Fingerspitzen zeigen nach vorn.

→ Halten Sie den Kopf in Verlängerung der Wirbelsäule und ziehen Sie die Schultern bewusst von den Ohren weg (1).

→ Aktivieren Sie die Bauchmuskeln. Atmen Sie ein, heben Sie nun die Knie vom Boden weg und schieben Sie den Po so weit nach oben, dass nur noch die Fußspitzen den Boden berühren. Der Kopf sinkt zwischen die Arme, der Rücken darf sich dabei leicht runden (2).

→ Senken Sie mit dem Ausatmen dann langsam die Knie wieder ab, aber legen Sie sie nicht auf dem Boden ab.

→ Wiederholen Sie die Bewegung 5 bis 8 Mal und kommen Sie dann zurück in den Fersensitz.

Wirkung: Bei dieser Übung werden die inneren Bauchmuskelschichten so richtig gefordert und die Core-Muskeln an Armen und Schultern gleichermaßen trainiert.

Power aus der Mitte

Zu Beginn des Trainings ist es verlockend, die Kraft aus Beinen und Schultern zu holen. Für den gewünschten Trainingseffekt müssen Sie jedoch die Bauchmuskeln aktivieren.

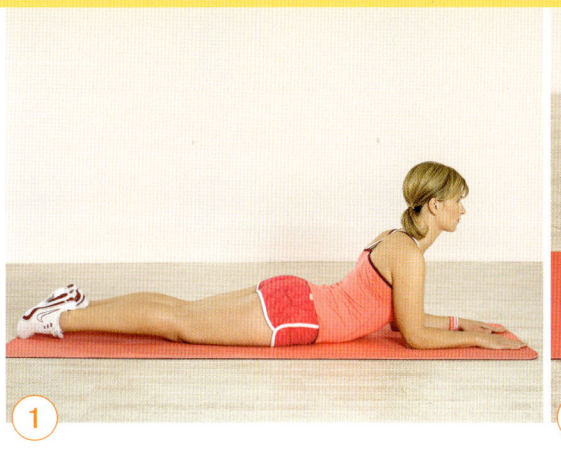

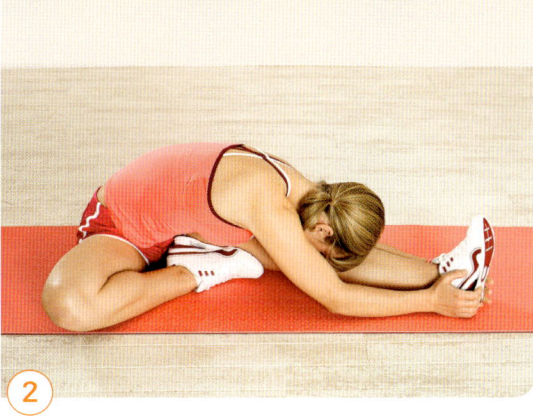

Bauch- und Brustdehnung

→ Legen Sie sich auf den Bauch und schließen Sie die Beine. Stützen Sie sich auf den Unterarmen ab. Die Ellbogen sind senkrecht unter den Schultergelenken, die Fingerspitzen zeigen nach vorn.

→ Drücken Sie sich aus den Schultern heraus ganz bewusst nach oben. Der Kopf ist in Verlängerung der Wirbelsäule (1).

→ Halten Sie die Position für 3 bis 5 Atemzüge, atmen Sie dabei tief ein und aus. Senken Sie den Oberkörper wieder langsam ab.

Wirkung: Diese Übung dehnt die Vorderseite des Körpers.

Dehnung der Beinrückseite und Kniesehne

→ Setzen Sie sich mit gestreckten und geschlossenen Beinen aufrecht hin, die Füße sind geflext, die Schultern entspannt.

→ Legen Sie den rechten Fuß an den linken Innenschenkel, Ihr rechtes Knie kippt möglichst weit zum Boden. Richten Sie den Oberkörper zum linken Bein hin aus und neigen Sie ihn so weit wie möglich über das Bein. Legen Sie die Arme entspannt auf dem Boden ab (2).

→ Halten Sie die Position für 3 bis 5 Atemzüge, richten Sie sich langsam auf und wechseln Sie die Seite.

Wirkung: Die Beinrückseiten werden intensiv gedehnt, die Hüftgelenke und der Rücken werden beweglich und geschmeidig.

> **Halswirbelsäule schützen**
> Achten Sie bei Bild 1 darauf, dass Sie Ihren Blick nach vorn gerichtet halten. Legen Sie nicht wie beim Yoga den Kopf in den Nacken. Das schont Ihre Bandscheiben im Halswirbelbereich.

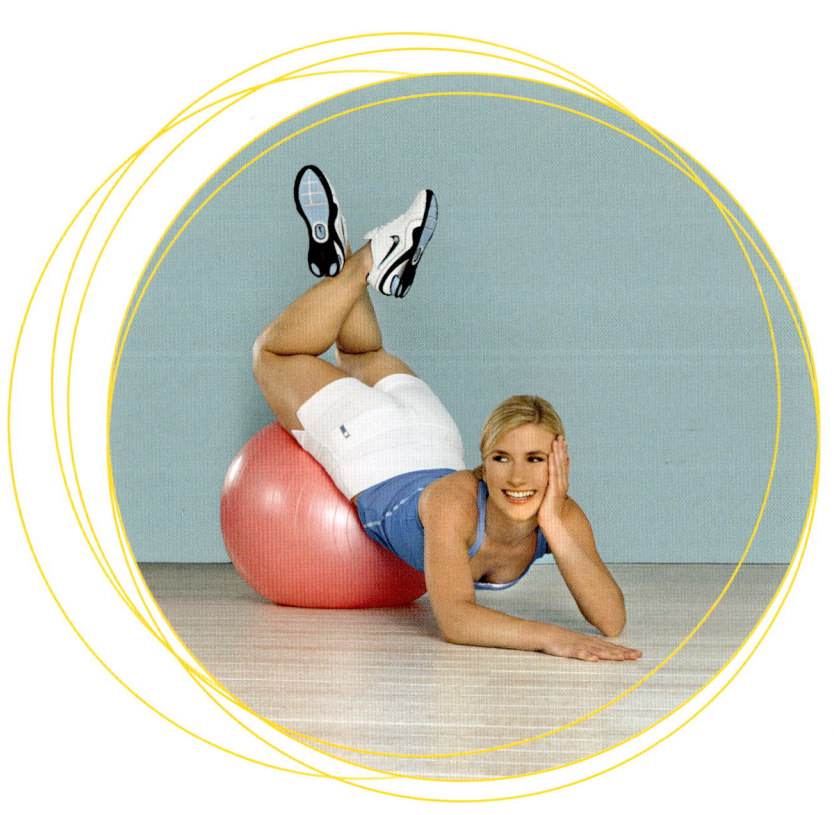

Bauch intensiv

Eine rundum starke Mitte und einen flachen, straffen Bauch verschafft Ihnen das folgende Workout. Das Training setzt in den tiefen Schichten der Muskulatur an, formt die schrägen und gerade verlaufenden Partien und bezieht für ein noch intensiveres Ergebnis auch den Beckenboden mit ein. Sie werden es sehen und spüren!

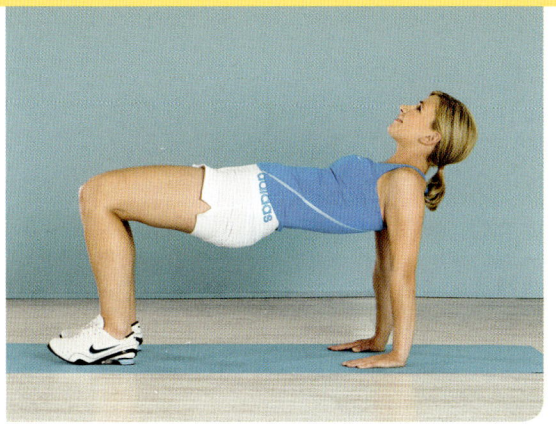

Spannung halten!
Achten Sie darauf, dass Sie beim Heben des Beckens den Kopf in Verlängerung der Wirbelsäule halten und nicht in den Nacken legen. Das erfordert zusätzlich Kraft in den Halsmuskeln. Lassen Sie den Bauch leicht angespannt.

Rückenstabil

→ Setzen Sie sich aufrecht auf den Boden und winkeln Sie die Beine an, die Füße sind hüftbreit geöffnet. Die Wirbelsäule ist aufgerichtet: Ihr Steißbein senkt sich zum Boden, gleichzeitig zieht Ihr Scheitel nach oben, sodass die Wirbelsäule lang wird.

→ Setzen Sie die Hände etwa 30 Zentimeter hinter dem Po auf, die Finger zeigen zum Körper, die Arme sind ganz gestreckt.

→ Drücken Sie sich nun aus den Schultern heraus nach oben, sodass sich das Brustbein aufrichtet und der Rücken gerade bleibt. Ziehen Sie den Bauchnabel nach innen.

→ Pressen Sie die Füße fester in den Boden und heben Sie nun das Gesäß langsam und ohne Schwung so weit an, bis Oberkörper und Oberschenkel eine horizontale Linie bilden. Ihr Blick geht nun schräg zur Decke **(Bild)**. Atmen Sie gleichmäßig ein und aus.

→ Halten Sie die höchste Position für 3 bis 4 Atemzüge, senken Sie den Po wieder ab und wiederholen Sie den Bewegungsablauf insgesamt 3 Mal. Machen Sie zwischendurch jeweils eine kurze Pause, indem Sie den Po absetzen.

Wirkung: Diese Halteübung kräftigt Rücken, Po und Beckenboden gleichermaßen. Ein zusätzlicher Effekt ist die Dehnung im Hüftbereich, insbesondere der Hüftbeugemuskulatur.

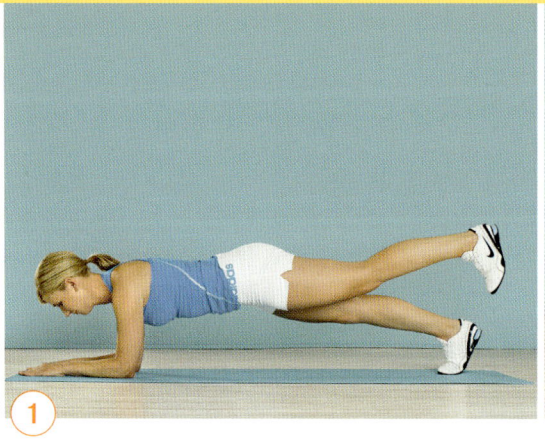 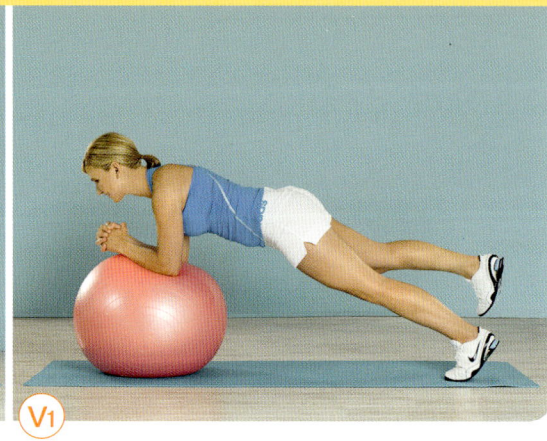

Kraftbrücke

→ Gehen Sie in den Vierfüßlerstand und stützen Sie sich auf den Un-terarmen ab. Die Ellbogen sind senkrecht unter den Schultergelen-ken, die Hände liegen flach auf dem Boden oder sind ineinander ver-schränkt (→ Seite 66).

→ Strecken Sie nun die Beine aus und stellen Sie die Zehenspitzen auf. Oberkörper und Beine befinden sich auf einer Ebene. Ziehen Sie den Bauchnabel nach innen oben und drücken Sie sich bewusst aus den Schultern heraus nach oben. Richten Sie den Blick zum Boden. Atmen Sie ein.

→ Verlagern Sie das Gewicht auf das rechte Bein und heben Sie das linke Bein mit dem Ausatmen langsam so weit wie möglich an, der Fuß ist geflext **(1)**.

→ Halten Sie das Bein für 1 bis 2 Atemzüge in dieser Position und stellen Sie es mit dem Einatmen langsam wieder ab. Wechseln Sie dann die Seite.

→ Absolvieren Sie 10 bis 12 Wiederholungen im Wechsel.

Variante 1: Um die Intensität zu steigern, legen Sie die Unterarme auf dem Gymnastikball ab **(V 1)**.

Variante 2 (→ Seite 66): Sie können aber auch die Arme strecken.

Wirkung: Diese Übung stärkt die gesamte Rumpfmuskulatur, trai-niert Bauch und Rücken und schult die Körperspannung.

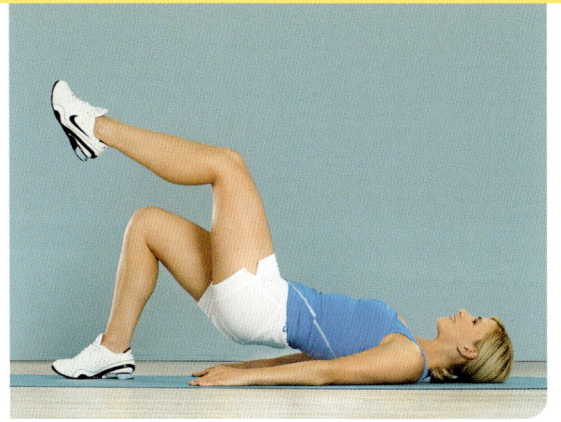

Konzentriert bleiben
Richten Sie Ihre Aufmerksamkeit immer voll und ganz auf die Bewegung und spüren Sie mit jedem Atemzug, wie Ihr gesamter Körper beansprucht wird. So gelingt es Ihnen viel besser, Balance und Körperspannung zu halten.

Becken-Power

→ Legen Sie sich auf den Rücken. Stellen Sie die geschlossenen Beine angewinkelt auf, die Füße stehen flach auf dem Boden. Halten Sie den Kopf in Verlängerung der Wirbelsäule. Lassen Sie den Bauchnabel nach innen sinken und ziehen Sie ihn zu den Rippen hoch. Der Bauch ist leicht angespannt. Die Arme liegen neben dem Körper, die Handflächen zeigen zum Boden.

→ Heben Sie nun das Becken mit der Kraft der Beinmuskeln so weit an, dass Oberschenkel und Oberkörper etwa eine Linie bilden.

→ Verlagern Sie nun das Gewicht auf das rechte Bein. Lösen Sie den linken Fuß vom Boden und heben Sie das gebeugte Bein langsam so weit an **(Bild)**, bis sich der Oberschenkel etwa senkrecht zum Boden befindet. Behalten Sie die Bauchspannung bei.

→ Halten Sie die Position für 2 bis 3 Atemzüge und stellen Sie den Fuß wieder langsam ab.

→ Verlagern Sie das Gewicht nun auf Ihr linkes Bein und wiederholen Sie den Bewegungsablauf mit dem anderen Bein.

→ Führen Sie 15 bis 20 Wiederholungen im Wechsel aus. Senken Sie dann das Becken wieder langsam ab.

Wirkung: Diese Übung stärkt Beckenboden, Bauch und Oberschenkelrückseiten sowie den Po.

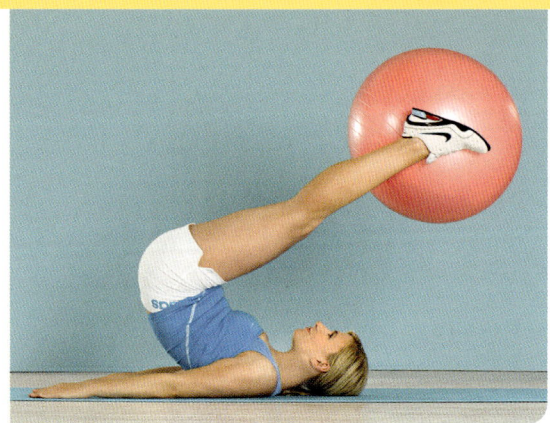

Immer schön langsam
Achten Sie bei dieser Übung besonders darauf, dass Sie sich bewusst von der Lendenwirbelsäule ab aufrollen und von der Brustwirbelsäule her wieder abrollen, und zwar ganz langsam unter intensiver Anspannung der Rumpfmuskeln.

Ballwippe

→ Legen Sie sich auf den Rücken und klemmen Sie sich mit angewinkelten Beinen den Gymnastikball zwischen die Füße. Die Arme liegen entspannt neben Ihrem Körper, die Handflächen zeigen zum Boden.

→ Lassen Sie den Nabel nach innen sinken und spannen Sie die Bauchmuskeln an. Jetzt strecken Sie die Beine mit dem Ball nach oben aus. Der Blick ist zur Decke gerichtet.

→ Führen Sie nun die gestreckten Beine mit dem Ball langsam und kontrolliert nach hinten über den Kopf und rollen Sie dabei die Wirbelsäule Wirbel für Wirbel auf, bis nur noch Schulterblätter und Kopf auf dem Boden aufliegen **(Bild)**. Nutzen Sie dafür die Kraft Ihrer Bauchmuskeln. Unterstützen Sie das Nach-oben-Rollen, indem Sie Arme und Hände fest auf den Boden pressen. Das verleiht Ihnen zusätzlich Stabilität. Pressen Sie den Kopf mit sanftem Druck ebenfalls in den Boden.

→ Rollen Sie nun die Wirbelsäule ganz langsam wieder Wirbel für Wirbel zurück auf den Boden, bis die Beine wieder senkrecht nach oben gestreckt sind.

→ Führen Sie 8 bis 10 Wiederholungen aus, rollen Sie dann die Wirbelsäule ab und stellen Sie die Beine auf.

Wirkung: Diese Bewegung mobilisiert die Wirbelsäule und kräftigt Bauch und Rücken sehr intensiv.

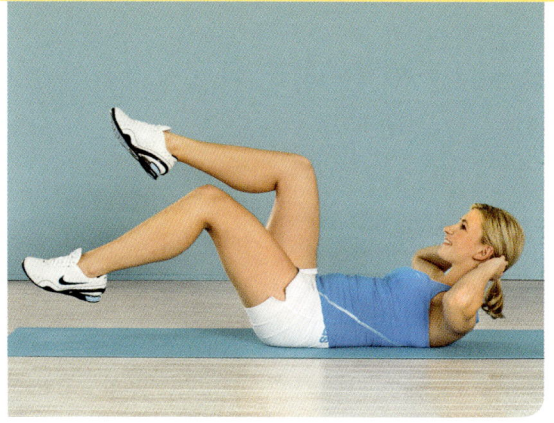

Den Rücken schonen
Damit die Übung »rückenfreundlich« bleibt, ist es ausgesprochen
wichtig, die Bauchmuskeln während des Bewegungsablaufs bewusst anzuspannen, damit die Wirbelsäule fest auf dem Boden bleibt
und nicht in ein Hohlkreuz gerät.

Bauch-Power

→ Kommen Sie in die Rückenlage. Winkeln Sie die Beine an und stellen Sie die Fersen auf. Legen Sie die Hände an den Hinterkopf und
richten Sie Ihren Blick diagonal zur Decke. Öffnen Sie die Ellbogen
weit zu den Seiten.

→ Ziehen Sie den Bauchnabel nach innen und zu den Rippen hoch
und bauen Sie so die Bauchspannung auf. Nun heben Sie die Unterschenkel so weit an, bis die Knie senkrecht über den Hüftgelenken
stehen und die Unterschenkel parallel zum Boden sind. Spannen Sie
zusätzlich den Beckenboden an und heben Sie auch Kopf und Schultern vom Boden weg. Atmen Sie ein.

→ Halten Sie die Bauchspannung und senken Sie mit dem Ausatmen
das linke Bein gebeugt ab, bis die Ferse fast den Boden berührt
(**Bild**). Führen Sie das Bein beim Einatmen langsamen wieder zurück in die Ausgangsposition und wechseln Sie die Seite. Die Wirbelsäule bleibt fest auf dem Boden.

→ Wiederholen Sie die Bewegung 15 bis 20 Mal im Wechsel, setzen
Sie dann die Beine ab und lösen Sie die Spannung.

Variante (→ Seite 67): Geübte können die Übung schwieriger gestalten, indem sie das Bein zuerst ausstrecken und dann absenken.

Wirkung: Mit dieser Übung trainieren Sie die gerade Bauchmuskulatur und den Beckenboden sehr intensiv.

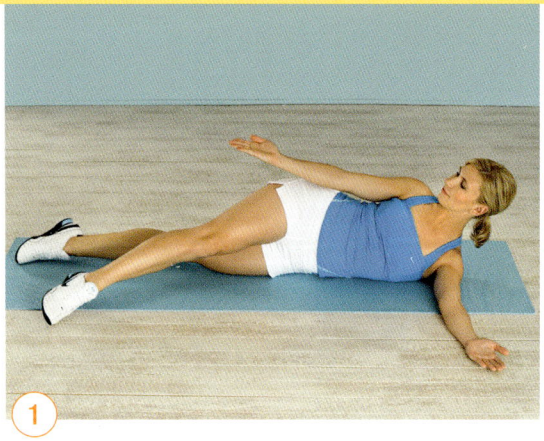

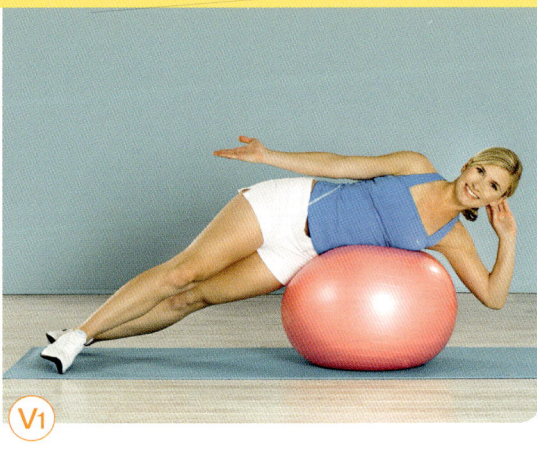

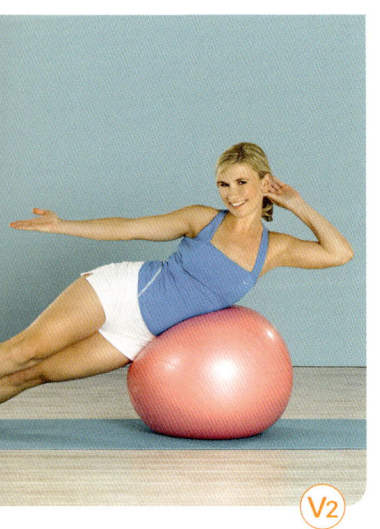

Seiten-Crunch

→ Legen Sie sich auf die linke Seite. Halten Sie Beine und Oberkörper zunächst in einer Linie. Strecken Sie den linken Arm nach vorn aus, die Handfläche zeigt nach oben.

→ Setzen Sie dann das obere Bein vor dem unteren auf dem Boden ab, sodass nur die Fußinnenkante den Boden berührt. Beide Beine sind gestreckt.

→ Strecken Sie den rechten Arm über der rechten Hüfte aus und drehen Sie die Handfläche nach oben. Ziehen Sie den Bauchnabel nach innen, heben Sie den Kopf an und richten Sie Ihren Blick über den gestreckten Arm in die Ferne. Atmen Sie ein.

→ Heben Sie nun mit dem Ausatmen den Oberkörper langsam und kontrolliert so weit wie möglich an. Rippen und rechte Hüfte bewegen sich aufeinander zu **(1)**. Beim Einatmen senken Sie den Oberkörper wieder etwas ab, halten jedoch die Bauchspannung.

→ Führen Sie 15 bis 20 Hoch- und Tiefbewegungen aus, pausieren Sie kurz und wechseln Sie dann die Seite.

Variante: Um die Übung zu intensivieren, nehmen Sie die oben beschriebene Ausgangsposition auf einem Ball ein und legen die Hand des angewinkelten linken Arms an den Hinterkopf **(V 1)**. Führen Sie die Bewegung langsam und kontrolliert aus **(V2)**.

Wirkung: Mit dieser Bewegung trainieren Sie die seitlichen Bauchmuskeln und formen gleichzeitig Ihre Taille.

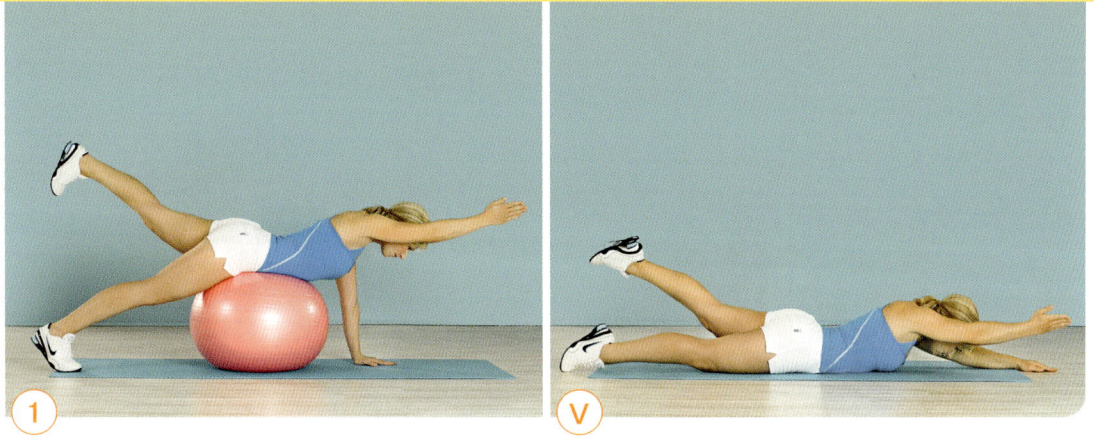

Rückenbalance

→ Legen Sie sich mit dem Bauch auf den Ball. Stützen Sie die Hände vor dem Ball auf dem Boden ab, die Zehenspitzen sind aufgestellt, die Beine durchgestreckt. Der Kopf ist in Verlängerung der Wirbelsäule, Ihr Blick ist zum Boden gerichtet.

→ Strecken Sie den Rücken und bauen Sie die Bauchspannung auf. Verteilen Sie Ihr Gewicht nun gleichmäßig auf die linke Hand und den rechten Fuß und lösen Sie rechte Hand und linken Fuß vom Boden. Die Handfläche zeigt zum Körper. Atmen Sie ein.

→ Heben Sie mit dem Ausatmen den rechten Arm und das linke Bein gestreckt langsam und kontrolliert so weit an, ohne Ihren Rücken zu beugen (1).

→ Senken Sie beim Einatmen Arm und Bein wieder langsam ab, ohne sie jedoch auf den Boden aufzusetzen. Arm und Bein bleiben ausgestreckt.

→ Führen Sie 12 bis 15 Wiederholungen pro Seite aus.

Variante: Wenn es Ihnen noch sehr schwerfällt, die Bauchspannung auf dem Ball zu halten, führen Sie die Übung in Bauchlage auf dem Boden durch (V).

Wirkung: Mit dieser Übung stärken Sie die Rückenstrecker und schulen Ihren Gleichgewichtssinn.

Bauchspannung halten
Bei dieser Übung ist es wichtig, den Rücken gerade und gestreckt zu halten. Das erreichen Sie nur, indem Sie den Bauch während der gesamten Übung fest angespannt lassen.

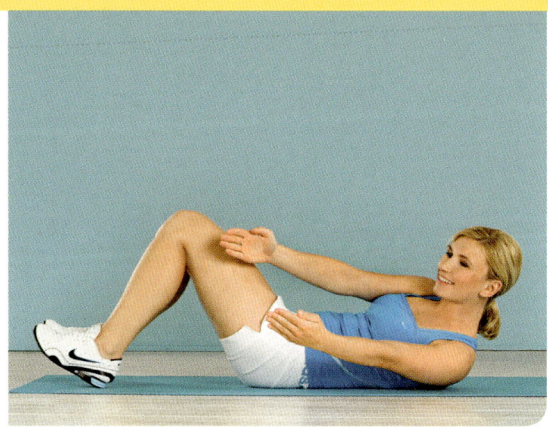

Intensiv-Crunch

→ Legen Sie sich auf den Rücken und winkeln Sie die Beine an. Die Fersen sind aufgestellt, die Zehenspitzen angezogen. Die Schultern sind entspannt, die Arme liegen gestreckt neben dem Körper.

→ Bauen Sie die Bauchspannung auf, indem Sie den Bauchnabel nach innen und leicht zu den Rippen hochziehen. Lösen Sie nun Kopf und Schultern vom Boden und heben Sie die Arme an.

→ Drehen Sie den Oberkörper nach links und führen Sie den rechten Arm neben das linke Knie. Halten Sie die Arme parallel, die Handflächen zeigen zueinander. Atmen Sie ein.

→ Heben Sie mit dem Ausatmen den Oberkörper so weit wie möglich an, die Arme ziehen am linken Knie vorbei **(Bild)**. Senken Sie mit dem Einatmen den Oberkörper dann wieder etwas ab, jedoch ohne ihn abzulegen.

→ Führen Sie 20 bis 25 Hoch- und Tiefbewegungen aus, legen Sie dann Oberkörper und Arme ab und pausieren Sie kurz. Wechseln Sie dann die Seite.

Variante: Geübte heben aus der Rückenlage die Unterschenkel so weit an, bis sie parallel zum Boden sind. Spannen Sie dabei Beckenboden und Bauch noch etwas fester an. Dann führen Sie die Seitwärtsbewegung wie oben beschrieben aus.

Wirkung: Diese Bewegung trainiert intensiv die seitlichen Bauchmuskeln und ebenso den Beckenboden.

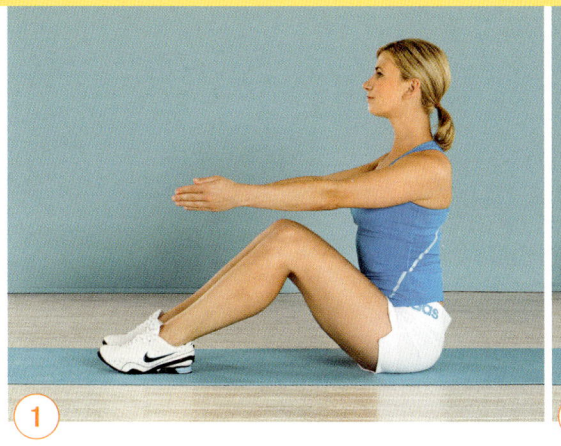 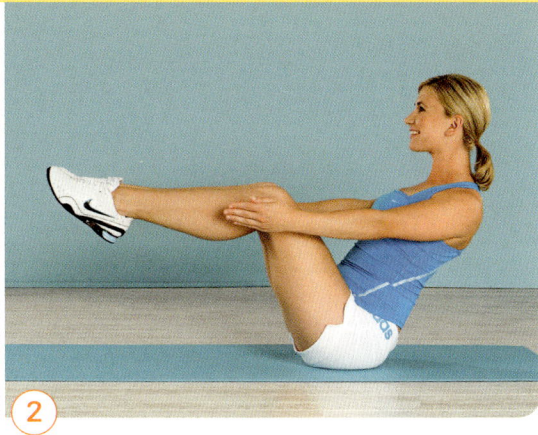

Tiefenkraft

→ Setzen Sie sich aufrecht und mit angewinkelten Beinen auf die Matte. Die Füße sind hüftbreit geöffnet und flach auf dem Boden aufgestellt.

→ Spannen Sie Beckenboden und Bauch an und ziehen Sie die Schulterblätter nach hinten unten. Richten Sie Ihre Wirbelsäule jetzt nochmals etwas auf. Der Kopf ist in Verlängerung der Wirbelsäule.

→ Strecken Sie die Arme parallel zum Boden nach vorn aus, die Handflächen zeigen zueinander (1). Behalten Sie die aktive Aufrichtung des Rückens bei.

→ Neigen Sie jetzt den Oberkörper aus der Hüfte heraus nur so weit nach hinten, bis Sie die Füße vom Boden lösen können. Halten Sie die Bauchspannung!

→ Nun heben Sie die Unterschenkel so weit an, bis sie parallel zum Boden sind (2). Die Arme befinden sich auf Höhe der Knie. Ihr Blick ist in die Ferne gerichtet.

→ Halten Sie die Position für 4 bis 5 Atemzüge. Dann lösen Sie die Position, indem Sie die Füße wieder auf dem Boden absetzen. Pausieren Sie kurz und schließen Sie noch 2 Wiederholungen an.

Wirkung: Mit dieser Übung werden die geraden und tief liegenden Bauchmuskeln intensiv gefordert und gekräftigt.

Den Rücken gerade halten
Achten Sie bei dieser Übung auf die Streckung der ganzen Wirbelsäule – vom Steißbein bis zum Scheitel.

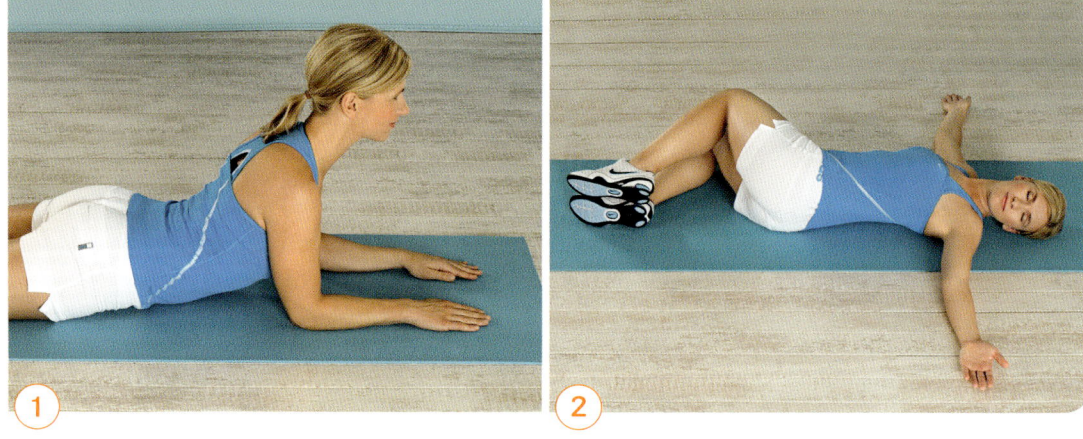

Bauch- und Brustdehnung

→ Legen Sie sich auf den Bauch und schließen Sie die Beine. Stützen Sie die Unterarme auf, die Ellbogen sind direkt unter den Schultergelenken, die Fingerspitzen zeigen nach vorn.

→ Drücken Sie sich aus den Schultern heraus nach oben und richten Sie den Blick nach vorn. Spannen Sie dabei den Rücken leicht an und drücken Sie die Hüften bewusst in den Boden (1). Ziehen Sie das Brustbein nach oben und halten Sie die Position für 3 bis 5 Atemzüge. Senken Sie dann den Oberkörper zum Boden ab.

Wirkung: Diese Übung dehnt die Vorderseite des Körpers.

Seitendehnung

→ Legen Sie sich auf den Rücken und stellen Sie die geschlossenen Beine angewinkelt auf. Die Arme sind zu den Seiten ausgestreckt, die Handflächen zeigen nach oben.

→ Senken Sie nun die Knie langsam zur rechten Seite auf den Boden ab. Die Beine bleiben übereinander. Ihr Kopf dreht nach links, beide Schulterblätter sind auf dem Boden (2).

→ Halten Sie die Dehnung für 3 bis 5 Atemzüge, wechseln Sie dann langsam zur anderen Seite.

Wirkung: Bei dieser Übung werden die seitlichen Bauchmuskeln intensiv gedehnt.

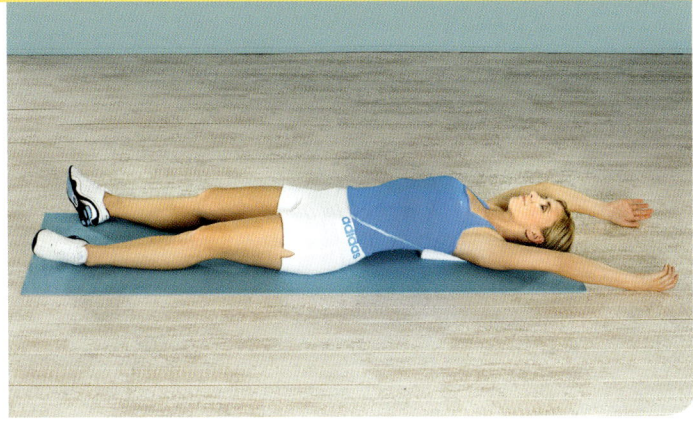

Bodyrelax

→ Legen Sie sich auf den Rücken und strecken Sie Arme und Beine aus. Legen Sie ein zusammengefaltetes Handtuch unter den oberen Rücken, sodass Ihre Schulterblätter darauf zum Liegen kommen.

→ Lassen Sie die Füße locker zu den Seiten fallen. Schließen Sie die Augen und seien Sie vollkommen entspannt.

→ Ziehen Sie nun den Körper ganz bewusst in die Länge. Dabei darf sich ein leichtes Hohlkreuz bilden **(Bild)**. Das gefaltete Handtuch unterstützt die Dehnung.

→ Atmen Sie 3 bis 5 Atemzüge lang tief in den Bauch, sodass sich die Bauchdecke hebt und senkt.

→ Anschließend atmen Sie tief in den Brustkorb, sodass sich beim Einatmen die Rippenbögen weit öffnen.

→ Lassen Sie dann die Kontrolle über die Atmung los und legen Sie die Arme seitlich neben den Körper. Lassen Sie die Augen weiterhin geschlossen. Spüren Sie noch 1 bis 2 Minuten lang der Dehnung nach.

Wirkung: Das gefaltete Handtuch verstärkt die Dehnung im gesamten Rumpf.

Entspannen Sie sich
Gönnen Sie Ihrem Körper nach einem anstrengenden Workout noch ein paar Dehneinheiten, damit sich die Muskeln schneller regenerieren können und Ihr Körper zur Ruhe kommt.

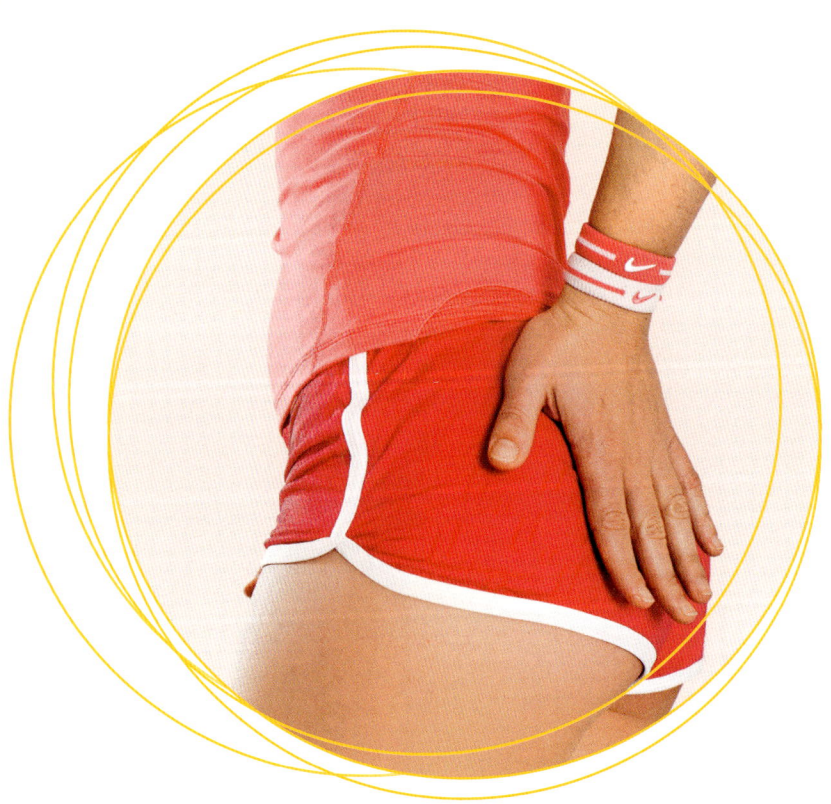

Schlanke Beine, knackiger Po

Straffe Schenkel, schlanke Waden und ein knackiger Po sind Ihr Ziel? Dann ist dieses Workout genau richtig für Sie. Sowohl kleine, stützende Core-Muskeln als auch äußerlich sichtbare, große Muskelbereiche werden intensiv gefordert und nachhaltig in Form gebracht.

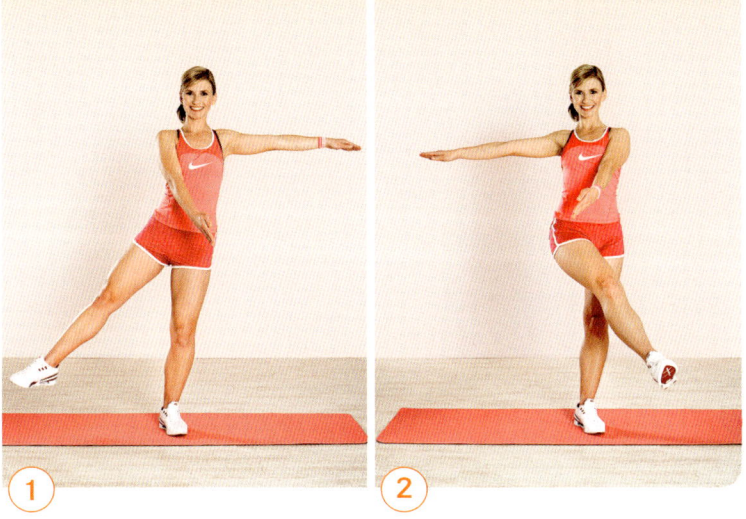

Body-Pendel

→ Stellen Sie sich aufrecht hin. Richten Sie den Rücken auf und halten Sie den Kopf in Verlängerung der Wirbelsäule. Aktivieren Sie bewusst die Bauchspannung.

→ Nun verlagern Sie das Gewicht auf Ihr linkes Bein und heben das rechte Bein so weit zur Seite an, ohne die Hüften zu drehen oder den Oberkörper zur Seite zu neigen. Das Becken bleibt in einer stabilen Position, die Fußspitze ist gestreckt.

→ Gleichzeitig strecken Sie den linken Arm auf Schulterhöhe seitlich aus und drehen die Handfläche nach unten. Den rechten Arm führen Sie diagonal vor den Körper, sodass die rechte Hand auf Höhe der linken Hüfte ist, die Handfläche zeigt dabei zum Körper (1).

→ Jetzt führen Sie das rechte Bein langsam diagonal so weit wie möglich nach links oben und ziehen während der Bewegung die Fußspitze heran. Gleichzeitig wechseln Sie im selben Tempo die Position der Arme: Der rechte Arm wird jetzt auf Schulterhöhe ausgestreckt, während Sie den linken Arm nun diagonal vor den Körper führen (2).

→ Bringen Sie Arme und Bein wieder zurück und wiederholen Sie den Bewegungsablauf 12 bis 15 Mal. Kehren Sie in die Standposition zurück und wechseln Sie dann die Seite.

Wirkung: Diese Übung fördert Koordination und Balance und aktiviert die Core-Muskulatur im Rumpf.

Erst mal ohne Arme
Wenn Sie Arme und Bein anfangs noch nicht koordinieren können, strecken Sie die Arme auf Schulterhöhe seitlich aus und führen zunächst nur das Bein vor und zurück.

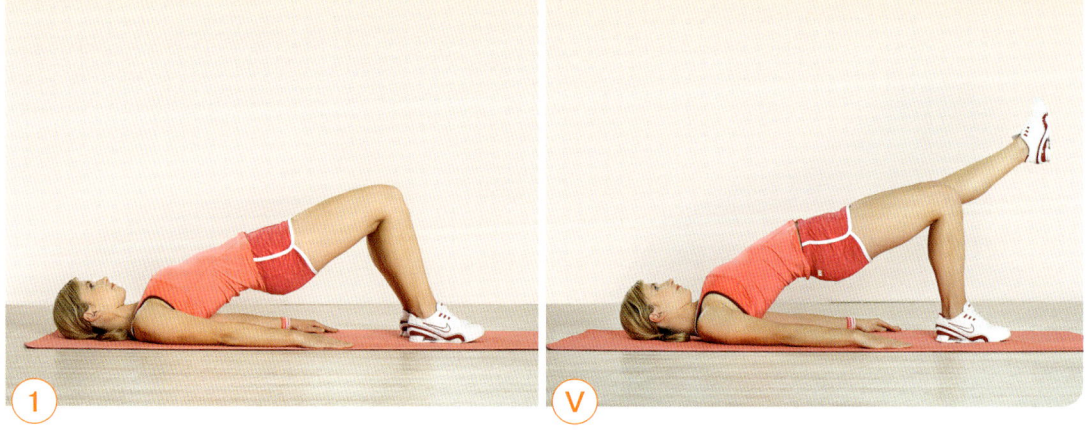

Beckenlift

→ Legen Sie sich auf den Rücken und stellen Sie die Beine angewinkelt auf. Zwischen den Knien sollte etwa eine Faustbreit Platz sein. Die Arme liegen locker neben dem Körper, die Handflächen zeigen zum Boden. Der Nacken ist lang und möglichst entspannt, das Kinn leicht zur Brust gezogen.

→ Pressen Sie nun die Handflächen und Füße fester in den Boden und bauen Sie die Bauchspannung auf. Atmen Sie ein.

→ Heben Sie mit dem Ausatmen das Becken langsam und kontrolliert so weit an, bis Oberschenkel und Oberkörper in einer Linie sind (1). Pressen Sie dabei den Hinterkopf mit sanftem Druck in den Boden, um den Nacken zu stabilisieren.

→ Senken Sie das Becken beim Einatmen langsam wieder ab, legen es aber nicht ab. Der Po bleibt knapp über dem Boden.

→ Wiederholen Sie die Bewegung 12 bis 15 Mal und legen Sie dann den Po auf dem Boden ab.

Variante: Fortgeschrittene können das Gewicht auf das rechte Bein verlagern und das linke Bein in Verlängerung des Oberschenkels ausstrecken (V).

→ Führen Sie 12 bis 15 Wiederholungen pro Seite aus.

Wirkung: Es werden Oberschenkel und Po gestrafft sowie die unterstützenden Muskeln an Rumpf und Beinen gekräftigt.

Bauchspannung halten

Achten Sie während der Bewegung auf die Bauchspannung. Ziehen Sie beim Absenken des Beckens deshalb den Bauchnabel bewusst nach innen und oben in Richtung Rippen.

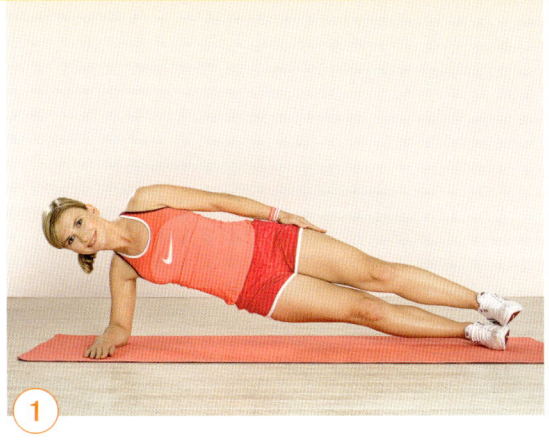
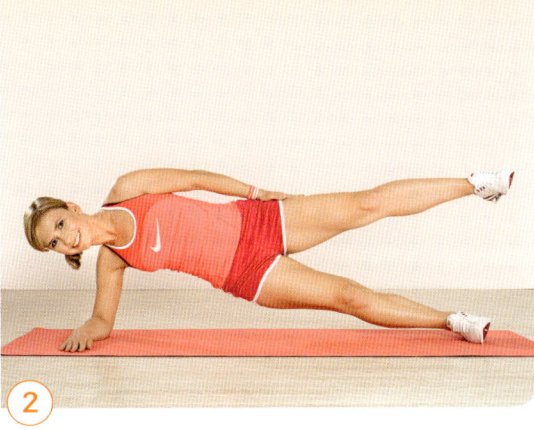

Seitstütz

→ Legen Sie sich auf die rechte Seite. Stützen Sie sich auf dem rechten Unterarm ab und platzieren Sie den Ellbogen senkrecht unter dem Schultergelenk. Die Handfläche zeigt zum Boden, die Fingerspitzen weisen nach vorn.

→ Strecken Sie die Beine übereinander in Verlängerung des Oberkörpers aus. Der linke Arm liegt locker auf dem Körper.

→ Aktivieren Sie Bauch- und Schultermuskeln und drücken Sie sich aus der Schulter nach oben.

→ Heben Sie nun das Becken so weit an, bis die gestreckten Beine und der Oberkörper eine Linie bilden **(1)**. Atmen Sie ein.

→ Jetzt heben Sie mit dem Ausatmen das linke Bein langsam so weit an, bis es etwa parallel zum Boden ist. Die Fußspitze ist geflext **(2)**.

→ Senken Sie das linke Bein während des Einatmens wieder langsam ab, ohne es jedoch auf dem anderen Bein abzulegen. Halten Sie es knapp darüber.

→ Führen Sie 12 bis 15 Wiederholungen aus, senken Sie das Becken langsam zum Boden und wechseln Sie dann die Seite.

Variante: Fortgeschrittene strecken den Arm senkrecht nach oben, statt ihn abzulegen, und stützen sich auf der Hand ab. Die Fingerspitzen zeigen nach vorn.

Wirkung: Mit dieser Übung stabilisieren Sie den Oberkörper und fordern Minimuskeln am ganzen Körper.

Den Rücken stabil halten
Achten Sie darauf, Bauch und Beckenboden angespannt und die Wirbelsäule gerade zu lassen. Kippen Sie nicht nach hinten weg. Das erfordert eine erhöhte Körperspannung.

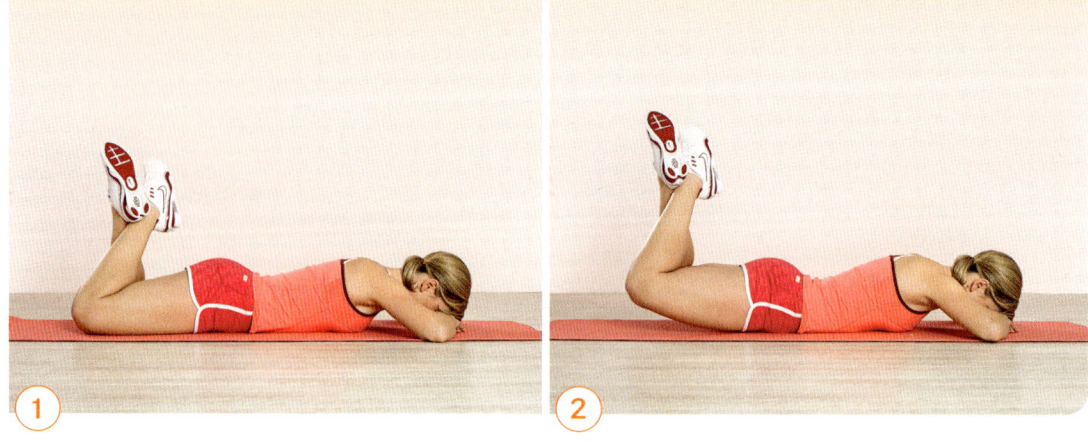

Rücken-Push

→ Legen Sie sich auf den Bauch und strecken Sie zunächst die Beine locker aus. Legen Sie die Stirn auf den Händen ab.

→ Jetzt öffnen Sie die Knie etwa schulterbreit und winkeln die Unterschenkel an. Nehmen Sie die Fußgelenke über Kreuz.

→ Ziehen Sie nun den Bauchnabel nach innen und zu den Rippen hoch und bauen Sie auch langsam die Spannung im Rücken auf (1).

→ Aktivieren Sie zusätzlich die Spannung in Po und Oberschenkelrückseiten und atmen Sie ein.

→ Heben Sie mit dem Ausatmen die Oberschenkel so weit wie möglich vom Boden an. Die Hüften bleiben jedoch am Boden (2).

→ Senken Sie beim Einatmen die Oberschenkel wieder in Richtung Boden ab, ohne sie abzulegen.

→ Wiederholen Sie die Bewegung 12 bis 15 Mal.

Wirkung: Eine knackige Kehrseite beschert Ihnen diese Übung. Aber auch die Core-Muskeln an Rücken und Oberschenkeln werden damit intensiv gefordert.

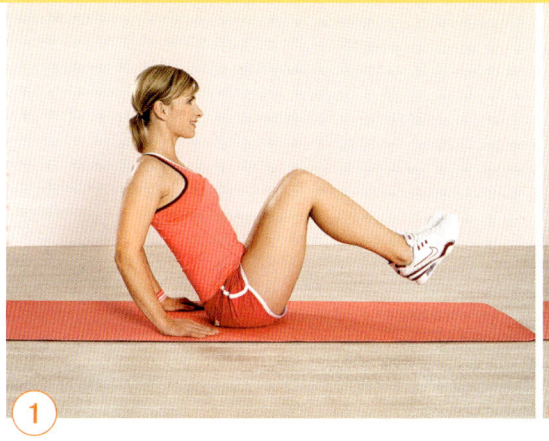
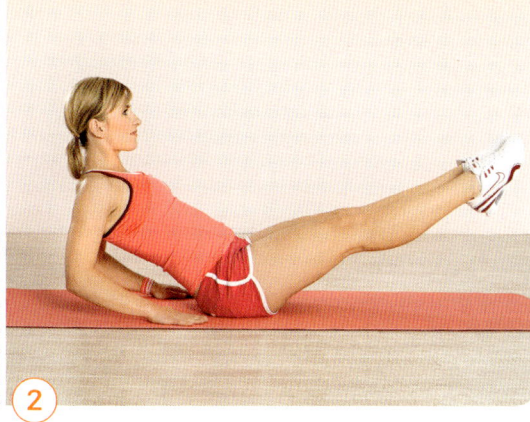

Umkehr-Crunch

→ Setzen Sie sich auf den Boden. Richten Sie den Rücken auf und halten Sie den Kopf in Verlängerung der Wirbelsäule.

→ Platzieren Sie die Hände mit wenigen Zentimetern Abstand hinter dem Po, die Fingerspitzen zeigen zum Körper. Die Arme sind leicht gebeugt, die Ellbogen zeigen nach hinten.

→ Bauen Sie die Bauchspannung auf und winkeln Sie nun die Knie an. Mit dem Einatmen lösen Sie die Füße vom Boden, die Fußspitzen sind angezogen. Der Oberkörper darf sich dabei leicht nach hinten neigen (1).

→ Beugen Sie die Ellbogen stärker und strecken Sie die Beine mit dem nächsten Ausatmen langsam und kontrolliert nach vorn aus. Strecken Sie dabei auch die Fußspitzen (2).

→ Mit dem Einatmen winkeln Sie die Beine wieder an und ziehen sie heran, ohne sie abzustellen. Der Oberkörper bleibt in der tiefen Position, die Ellbogen zeigen weiterhin nach hinten. Halten Sie die Bauchspannung und achten Sie darauf, nicht ins Hohlkreuz zu fallen.

→ Wiederholen Sie die Bewegung 12 bis 15 Mal. Richten Sie bei der letzten Wiederholung mit dem Heranziehen der Beine auch den Oberkörper wieder auf und stellen Sie die Beine ab.

Wirkung: Intensive Power für die geraden Bauchmuskeln und Kraft für sämtliche Core-Muskeln. Diese Übung ist ein absolutes Allround-Talent!

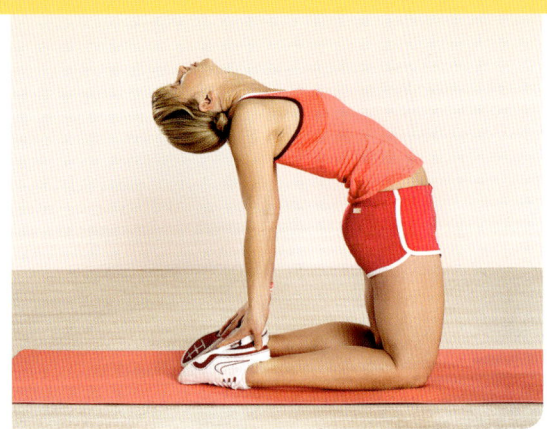

Dehnung der Oberschenkel und Hüftbeuger

→ Setzen Sie sich auf Ihre Fersen. Die Beine sind geschlossen, die Fußrücken sind auf dem Boden abgelegt. Die Hände liegen locker auf den Oberschenkeln. Richten Sie die Wirbelsäule auf und ziehen Sie den Bauch bewusst ein.

→ Jetzt setzen Sie die Hände an die Hüften und kommen in den Kniestand. Schieben Sie mit Unterstützung der Hände das Becken weit nach vorn.

→ Wenn Sie das Gefühl haben, dass das Becken nun maximal nach vorn geschoben ist, neigen Sie den Oberkörper in einer langen, gedehnten Bewegung nach hinten.

→ Lösen Sie zuerst eine Hand von der Hüfte und fassen Sie Ihre Ferse, dann setzen Sie auch die andere Hand nach hinten ab und schieben erneut das Becken nach vorn. Erst jetzt lassen Sie langsam den Kopf in den Nacken sinken **(Bild)**.

→ Halten Sie die Position für 3 bis 5 Atemzüge und lösen Sie sie langsam auf, indem Sie zuerst den Kopf anheben, dann den Oberkörper aufrichten, dabei zuerst die eine, dann die andere Hand von den Fersen lösen, und sich schließlich auf den Fersen absetzen.

Wirkung: Diese Übung bewirkt eine intensive Dehnung der gesamten Körpervorderseite, insbesondere der Oberschenkelvorderseiten, der Hüftbeugemuskulatur und der Schultern.

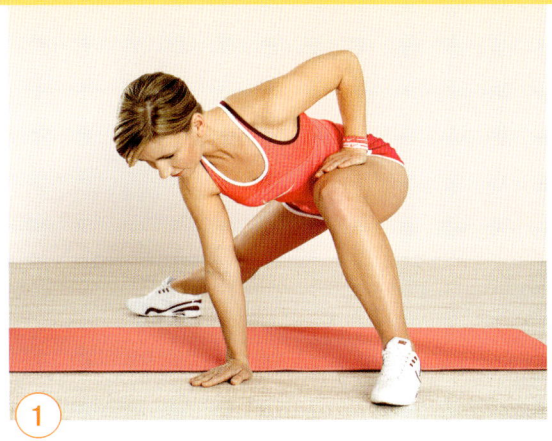 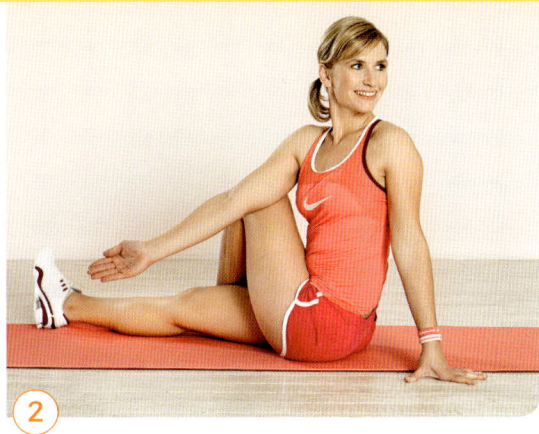

Dehnung der Innenschenkel

→ Kommen Sie mit aufrechtem Rücken in eine sehr weite Grätsche.
→ Beugen Sie das linke Bein, bis das Knie über der Ferse, der Oberschenkel maximal parallel zum Boden ist und Sie die rechte Hand flach auf dem Boden absetzen können, die linke ruht auf dem Oberschenkel. Der rechte Fuß bleibt auf dem Boden (1).
→ Halten Sie die Dehnung für 3 bis 5 Atemzüge. Richten Sie sich wieder in die Grätsche auf und kommen Sie zur anderen Seite.
Wirkung: Diese Dehnung sorgt für einen aufrechten Gang.

Dehnung der Rotatoren und des Oberkörpers

→ Setzen Sie sich aufrecht hin. Die Beine sind gestreckt, die Wirbelsäule ist aufgerichtet und der Beckenboden leicht angespannt.
→ Stellen Sie den linken Fuß außen neben das rechte Knie und stützen Sie die linke Hand knapp hinter dem Po auf. Legen Sie den rechten Ellbogen an die Außenseite des linken Knies.
→ Drehen Sie zuerst den Oberkörper, dann den Kopf so weit wie möglich zur linken Seite. Der Oberkörper bleibt aufrecht (2).
→ Halten Sie die Position für 3 bis 5 Atemzüge, dann langsam lösen und zur anderen Seite drehen.
Wirkung: Diese Dehnung macht den Oberkörper beweglich und dehnt Schultern und Nacken.

Schonen Sie Ihre Knie!
Achten Sie darauf, dass der Winkel zwischen Ober- und Unterschenkel mindestens 90 Grad beträgt.

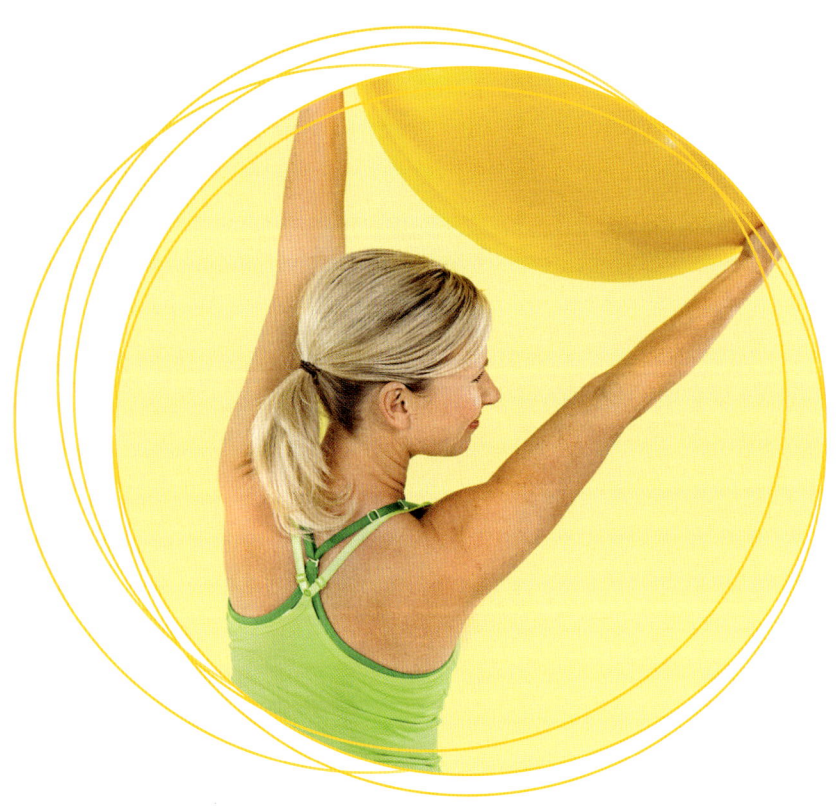

Starker Rücken

Eine königliche Haltung, kräftige Rückenmuskeln
und ein entspannter Nacken – das sind drei schlag-
kräftige Argumente für dieses Workout. Nicht nur
die Muskeln entlang der Wirbelsäule, sondern auch
Bauch, Taille und Po bekommen mit den folgenden
Übungen eine Extraportion Zuwendung. So gehen
Sie aufrecht durchs Leben!

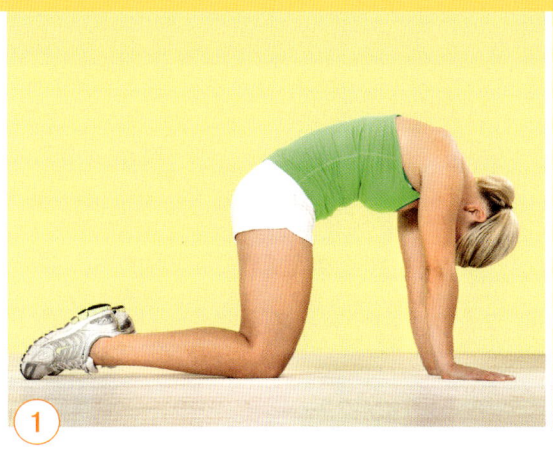
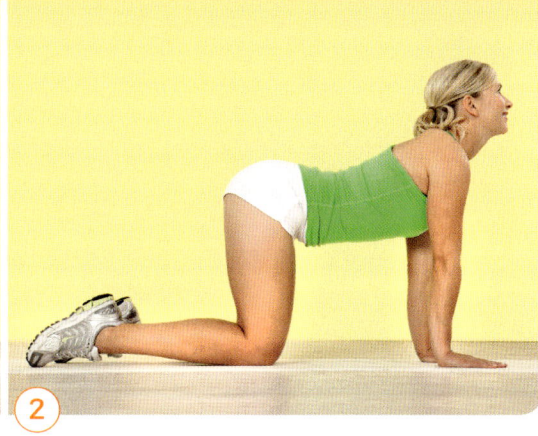

Wirbelmobil

→ Kommen Sie in den Vierfüßlerstand. Positionieren Sie die Handgelenke senkrecht unter den Schultergelenken, die Knie sind senkrecht unter den Hüften. Der Rücken ist gerade, der Kopf in Verlängerung der Wirbelsäule.

→ Nun öffnen Sie die Knie hüftbreit und bringen die Fußrücken möglichst weit zum Boden. Spannen Sie die Bauch- und Rückenmuskeln leicht an.

→ Dann runden Sie den Rücken: Beginnen Sie damit, Ihr Becken zu neigen. Rollen Sie sich von der Lendenwirbelsäule ausgehend Wirbel für Wirbel immer weiter ein bis zum Kopf und ziehen Sie schließlich das Kinn zur Brust **(1)**.

→ Jetzt bringen Sie den Rücken in ein Hohlkreuz. Auch hier beginnt die Bewegung beim Becken. Rollen Sie die Wirbelsäule kontrolliert und langsam Wirbel für Wirbel wieder auf. Schließlich legen Sie den Kopf sanft in den Nacken **(2)**.

→ Anschließend bringen Sie den Rücken wieder zurück in die neutrale Ausgangsposition.

→ Wiederholen Sie anschließend den Bewegungsablauf noch 2 Mal.

Wirkung: Eine Übung, die dem Rücken Beweglichkeit schenkt und ihn auf das folgende Training vorbereitet.

Guten Morgen, Rücken!
Beginnen Sie den Tag rückenfreundlich: Rollen Sie sich über die Seite aus dem Bett, statt sich ruckartig aufzusetzen. Räkeln und strecken Sie sich nach dem Aufwachen ausgiebig.

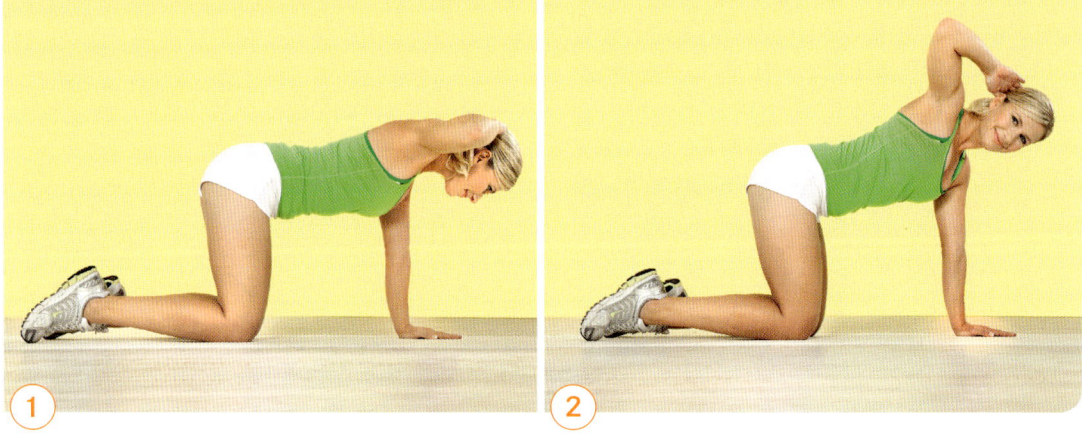

Seiten-Turn

Wasser marsch!
Trinken Sie täglich mindestens 1,5 Liter Wasser, um die Wirbelkörper optimal zu durchfeuchten. Schon bei etwa einem Drittel aller Rückenbeschwerden ist das eine Erste-Hilfe-Maßnahme.

→ Kommen Sie zuerst in den Vierfüßlerstand. Platzieren Sie die Handgelenke genau unter den Schultergelenken, die Knie befinden sich senkrecht unter den Hüften. Die Wirbelsäule ist gestreckt, der Kopf in Verlängerung der Wirbelsäule.

→ Drücken Sie sich aus den Schultern heraus nach oben und spannen Sie dabei ganz bewusst die Muskeln an Bauch und Rücken an.

→ Nun verlagern Sie das Gewicht auf die linke Körperhälfte und lösen die rechte Hand vom Boden. Legen Sie die rechte Hand an den Hinterkopf und öffnen Sie den Ellbogen weit zur Seite. Er befindet sich nun auf Schulterhöhe. Ihr Blick ist immer noch zum Boden gerichtet (1).

→ Jetzt drehen Sie den Oberkörper auf: Der Ellbogen zieht nach oben, die Brustwirbelsäule rotiert nach rechts, Ihr Blick folgt der Rotation. Die Hüften bleiben fixiert, die Lendenwirbelsäule rotiert nicht. Behalten Sie während der Drehung unbedingt die Spannung in den Rumpfmuskeln bei (2).

→ Drehen Sie sich in einer fließenden Bewegung anschließend gleich wieder zurück zur Mitte.

→ Führen Sie insgesamt 8 Wiederholungen aus, gönnen Sie sich anschließend eine kurze Pause, bevor Sie die Seite wechseln.

Wirkung: Diese Übung sorgt für mehr Beweglichkeit im oberen Rücken, trainiert die Balance und kräftigt die Rückenmuskeln.

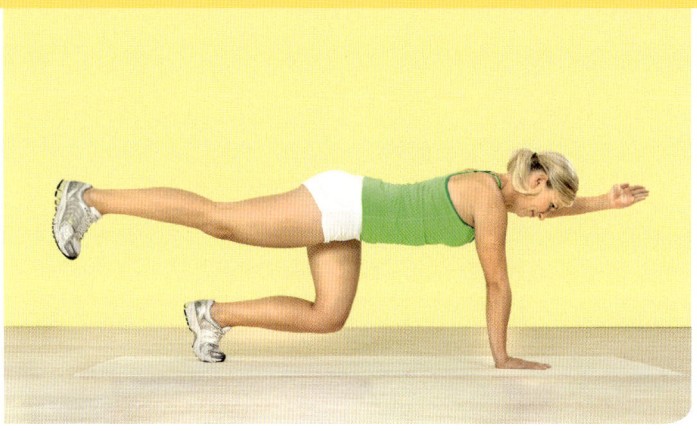

Corepower

→ Beginnen Sie im Vierfüßlerstand: Positionieren Sie die Knie senkrecht unter den Hüften und die Handgelenke unter den Schultergelenken. Die Fingerspitzen zeigen nach vorn, die Fußspitzen sind aufgestellt. Halten Sie den Rücken gerade und den Kopf in Verlängerung der Wirbelsäule.

→ Ziehen Sie den Unterbauch ein und drücken Sie sich nun aus den Schultern heraus bewusst nach oben.

→ Verteilen Sie dann das Gewicht gleichmäßig auf Hände und Fußballen und lösen Sie die Knie ein paar Zentimeter vom Boden.

→ Jetzt verteilen Sie das Gewicht auf den linken Fuß und die rechte Hand. Lösen Sie den linken Arm und das rechte Bein vom Boden.

→ Führen Sie den linken Arm und das rechte Bein gestreckt so weit nach oben, bis Rücken, Arm und Bein in einer Linie sind. Die Handfläche zeigt zum Körper, die Fußspitze nach unten **(Bild)**.

→ Senken Sie Arm und Bein langsam und kontrolliert wieder ab, ohne Sie auf dem Boden abzusetzen, und heben Sie sie anschließend wieder an.

→ Führen Sie insgesamt 10 Wiederholungen aus, kommen Sie in den Vierfüßlerstand zurück und pausieren Sie kurz, bevor Sie die Seite wechseln.

Wirkung: Diese Übung fordert die Core-Muskulatur an Bauch und Rücken, stärkt die Rückenmuskulatur und fördert die Balance.

Bewusst steigern
Sie können das Knie noch nicht die ganze Zeit angehoben halten? Setzen Sie es bei jeder zweiten Wiederholung ab, nach drei Trainingseinheiten bei der dritten Wiederholung.

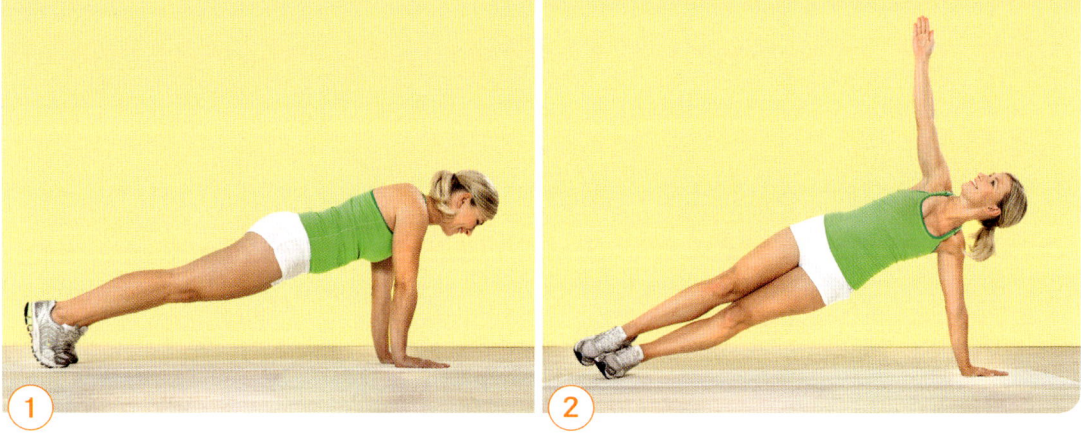

Stützkraft

→ Kommen Sie in den Vierfüßlerstand. Die Handgelenke sind direkt unter den Schultergelenken, die Knie senkrecht unter den Hüften. Die Fingerspitzen weisen nach vorn. Der Rücken ist gerade, Ihr Blick zum Boden gerichtet. Stellen Sie die Fußspitzen auf.

→ Jetzt strecken Sie die Beine aus und kommen in den Liegestütz. Achten Sie darauf, dass sich Oberkörper und Beine auf einer Ebene befinden. Drücken Sie sich nun aus den Schultern heraus bewusst nach oben und spannen Sie Bauch- und Rückenmuskeln fest an **(1)**.

→ Verlagern Sie dann das Gewicht auf die linke Körperhälfte. Lösen Sie die rechte Hand vom Boden und drehen Sie Ihren Körper zur linken Seite auf, sodass Ihr Gewicht auf linker Hand und linker Fußaußenkante ruht. Der rechte Arm ist senkrecht nach oben ausgestreckt. Beine und Oberkörper sind in einer Linie. Ihr Blick geht zur rechten Hand **(2)**.

→ Halten Sie die Position für 3 bis 4 Atemzüge und drehen Sie sich langsam und kontrolliert in den Liegestütz zurück. Wechseln Sie dann zur anderen Seite.

→ Kommen Sie anschließend über den Liegestütz zurück in den Vierfüßlerstand, pausieren Sie kurz und schließen Sie pro Seite noch 2 Wiederholungen an.

Wirkung: Die Übung schult das Gleichgewicht und stärkt die seitlichen Bauchmuskeln sowie die tief liegenden Schichten der Bauch- und Rückenmuskulatur.

Ein starkes Muskelkorsett

Nur wenn die Bauchmuskeln fit und gut trainiert sind, können Sie zusammen mit den Rückenmuskeln ein eingespieltes Team bilden und so die Wirbelsäule unterstützen.

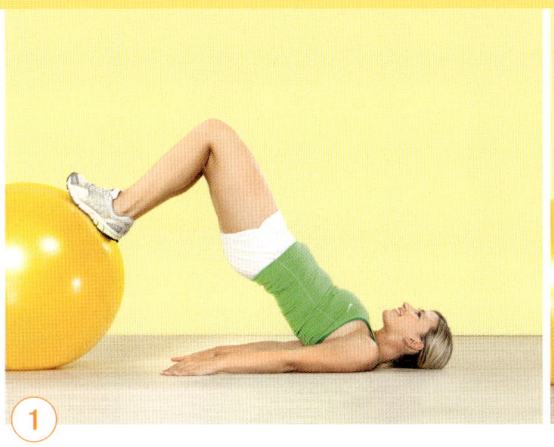
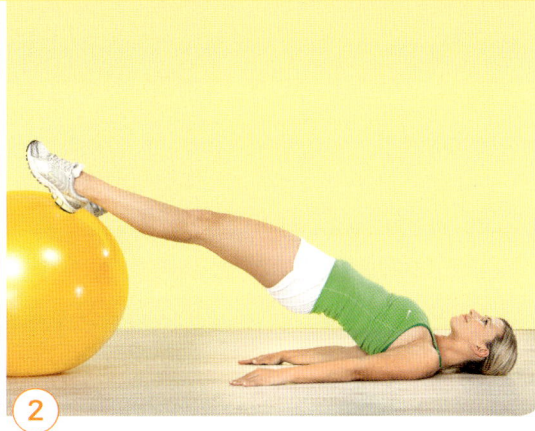

Po-Push

→ Legen Sie sich auf den Rücken und stellen Sie die Füße mit ange-winkelten Knien auf einem Gymnastikball ab. Platzieren Sie dabei den Ball knapp vor Ihrem Gesäß. Legen Sie die Arme links und rechts locker neben dem Körper ab, die Handflächen zeigen zum Boden. Achten Sie darauf, dass Ihr Nacken entspannt ist.

→ Bauen Sie nun die Muskelspannung im Bauch auf und heben Sie das Becken so weit an, bis sich Oberschenkel und Oberkörper in ei-ner Linie befinden. Der Kopf sowie der obere Schulterbereich bleiben auf dem Boden liegen. Halten Sie dabei weiter die Bauchspannung. Der Nackenbereich sollte während dieser Übung nicht arbeiten und entspannt bleiben. Drücken Sie die Fersen fest in den Ball **(1)**.

→ Verstärken Sie nun die Muskelspannung und strecken Sie die Bei-ne langsam und kontrolliert aus. Der Ball entfernt sich dabei von Ih-rem Gesäß. Beine, Becken und Oberkörper bilden jetzt eine Ebene. Es sind nur noch die Fersen auf dem Ball **(2)**.

→ Beugen Sie anschließend die Beine wieder langsam und rollen Sie dabei den Ball zu sich heran.

→ Wiederholen Sie diese Bewegung insgesamt 15 Mal.

Variante: Geübte nehmen Position 1 mit angehobenem und ange-winkeltem Bein ein und führen dann die Streckbewegung mit dem anderen Bein aus. Absolvieren Sie pro Seite 10 Wiederholungen.

Wirkung: Diese Übung kräftigt den Rückenstrecker im unteren Be-reich sowie den Po und schult außerdem die Körperbalance.

Federn Sie sich rückenfit
Trainieren Sie doch mal auf dem Tram-polin! Das schont Rücken und Gelen-ke, die Bandschei-ben werden mit Nährstoffen ver-sorgt und die Belas-tung ist nur rund ein Drittel so hoch.

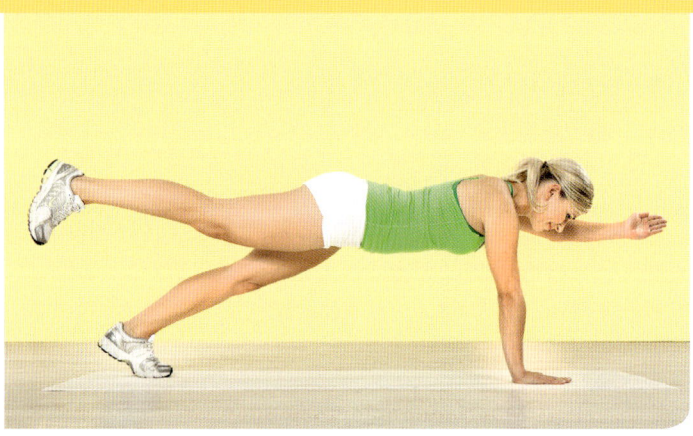

Diagonalschwebe

→ Beginnen Sie im Vierfüßlerstand. Die Knie sind hüftbreit geöffnet, die Zehenspitzen aufgestellt.

→ Positionieren Sie die Handgelenke senkrecht unter den Schultergelenken und die Knie direkt unter den Hüften. Die Fingerspitzen zeigen nach vorn.

→ Richten Sie Ihren Rücken Wirbel für Wirbel gerade aus und halten Sie den Kopf in Verlängerung der Wirbelsäule.

→ Bauen Sie die Bauchspannung auf und strecken Sie die Beine aus. Kommen Sie in die Liegestützposition. Verlagern Sie jetzt das Gewicht auf die rechte Hand und den linken Fuß und lösen Sie die linke Hand und den rechten Fuß vom Boden.

→ Heben Sie den linken Arm und das rechte Bein langsam und kontrolliert so weit an, dass Ihr Körper von den Fingerspitzen bis zur Ferse etwa eine Linie bildet **(Bild)**. Weichen Sie möglichst nicht mit dem Rücken aus.

→ Dann senken Sie Arm und Bein langsam und kontrolliert wieder ab, ohne sie jedoch abzusetzen.

→ Absolvieren Sie diese Aufwärtsbewegung insgesamt 10 Mal, kommen Sie in den Vierfüßlerstand zurück und wechseln Sie dann die Seite.

Wirkung: Diese Übung stärkt den gesamten Rücken und verbessert die Muskelspannung im gesamten Rumpf.

Steigern Sie die Muskelanspannung
Strecken Sie die Fußspitze, statt sie anzuziehen, schließen Sie die Finger und ziehen Sie sie bewusst lang. So schaffen Sie mindestens eine Wiederholung mehr.

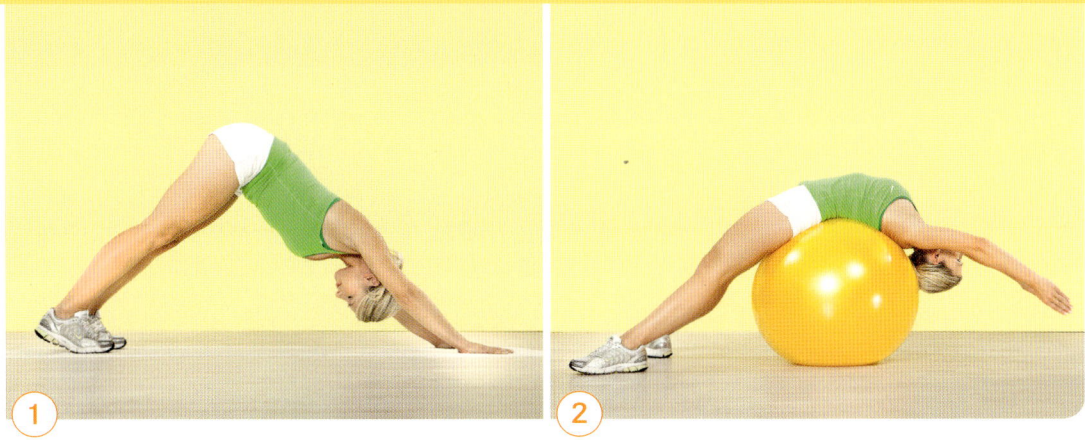

Rückendehnung

→ Nehmen Sie den Vierfüßlerstand ein. Spreizen Sie die Finger weit und stellen Sie die Fußspitzen auf.

→ Schieben Sie nun den Po nach oben, bis Ihre Beine ganz gestreckt sind, und drücken Sie gleichzeitig den Schulterbereich in Richtung Boden. Lassen Sie den Kopf locker hängen. Ihr Rücken ist vollkommen gerade – vom Steißbein bis zum Kopf. Senken Sie die Fersen so weit wie möglich ab **(1)**.

→ Halten Sie die Dehnung für 4 bis 5 Atemzüge und lösen Sie die Position über den Vierfüßlerstand auf.

Wirkung: Diese Dehnübung wirkt vor allem im gesamten Rücken, im Brust- und Schulterbereich und an den Rückseiten der Beine.

Bauchdehnung

→ Lehnen Sie sich mit dem Rücken an einen Gymnastikball, die Beine sind angewinkelt. Rollen Sie sich nun so weit über den Ball, wie es für Sie angenehm ist, und strecken Sie dabei die Beine langsam aus. Führen Sie die Arme gestreckt nach hinten und lassen Sie den Kopf entspannt hängen **(2)**.

→ Halten Sie die Endposition für 4 bis 5 Atemzüge und rollen Sie sich wieder langsam nach vorn.

Wirkung: Diese Übung dehnt die gesamte Körpervorderseite.

Die Schwerkraft nutzen

Je weiter Sie sich auf dem Ball nach hinten rollen, desto besser. Dadurch wird der Schwerpunkt des Oberkörpers verlagert und somit der Brustbereich noch stärker gedehnt.

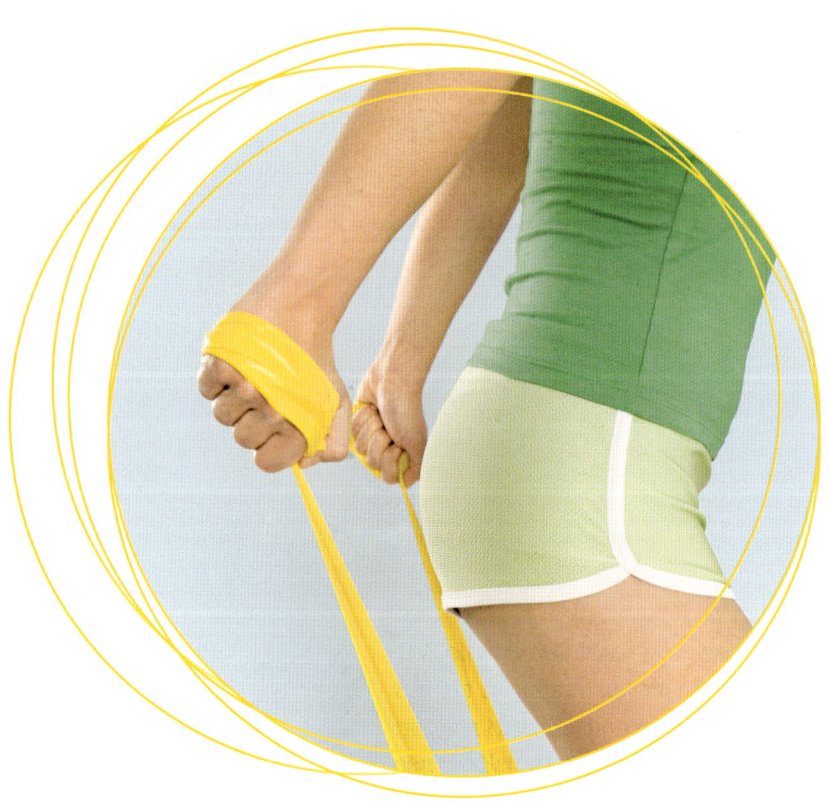

BBP complete

Schöne Beine, ein straffer Po und eine flache Mitte
sind das Ergebnis dieses Workouts. Der Clou:
Intensive Core-Moves mit dem Thera-Band sorgen
für Straffung von innen und helfen, Muskeln
aufzubauen. Aufgepumpte Muskeln müssen Sie
nicht befürchten, denn die Bandarbeit sorgt für
schlanke Formen.

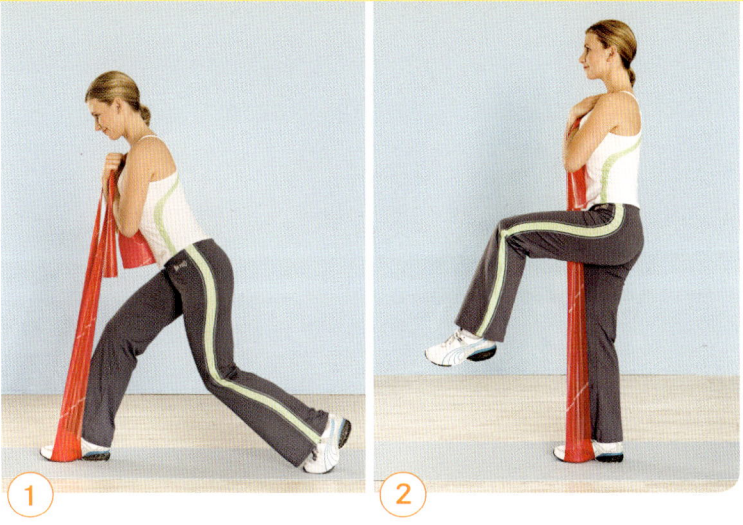

Knie-Lift

→ Machen Sie mit dem rechten Bein einen großen Ausfallschritt nach vorn und stellen Sie sich mittig auf das Band. Fassen Sie die Enden des Bandes mit den Händen so, dass Sie es straffen können.

→ Neigen Sie den Oberkörper etwas nach vorn und winkeln Sie die Ellbogen an, sodass sich Ihre Hände nun auf Höhe des Brustbeins und nah am Körper befinden. Die Knie sind leicht gebeugt, die Ferse des hinteren Beins ist angehoben (1). Bauen Sie Spannung in den Rumpfmuskeln auf und atmen Sie ein.

→ Drücken Sie sich mit dem linken Fußballen vom Boden ab und verlagern Sie dabei Ihr Gewicht auf den vorderen Fuß. Ziehen Sie mit dem Ausatmen in einer kontrollierten Bewegung das linke Bein angewinkelt auf Hüfthöhe nach vorn und richten Sie dabei Ihren Oberkörper wieder auf. Das Standbein ist nun gestreckt, die Oberschenkelmuskeln sind angespannt. Behalten Sie die Arm- und Oberkörperspannung bei, lassen Sie Ihre Hände nah am Brustbein (2).

→ Führen Sie mit dem Einatmen das linke Bein wieder nach hinten, bis der Fußballen den Boden berührt, ohne das Gewicht auf den hinteren Fuß zu verlagern.

→ Führen Sie pro Seite 12 bis 15 Wiederholungen aus.

Variante: Geübte können sich ein gefaltetes Handtuch unter den Vorderfuß legen.

Wirkung: Diese Bewegung kräftigt den Rücken, fordert die tief liegenden Rumpfmuskeln und stärkt die Beine.

Balance halten
Um die Balance halten zu können, nehmen Sie die Enden des Bandes in die rechte Hand und stützen sich mit der linken an einer Stuhllehne oder Wand ab, wenn das linke Bein hochgezogen wird.

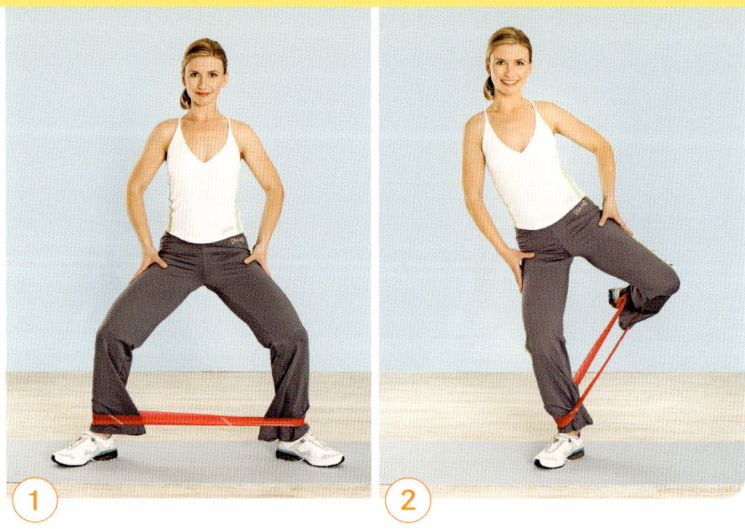

Leg-Curl

→ Verknoten Sie das Thera-Band zu einer schulterbreiten Schlinge und legen Sie sie um die Fußgelenke.

→ Öffnen Sie die Füße mehr als schulterbreit und beugen Sie die Knie. Drehen Sie die Fußspitzen etwa im 45-Grad-Winkel nach außen. Die Knie befinden sich über den Fersen, Fußspitzen, Knie und Oberschenkel sind in einer Achse nach außen gedreht.

→ Richten Sie den Oberkörper auf und ziehen Sie die Schultern nach hinten unten. Bauen Sie die Bauchspannung auf. Ihr Blick ist nach vorn gerichtet. Die Hände sind mit dem Daumen nach vorn in den Hüften abgestützt **(1)**.

→ Verlagern Sie nun Ihr Gewicht auf den rechten Fuß und ziehen Sie gleichzeitig die linke Ferse in Richtung Po **(2)**.

→ Kommen Sie zurück in die Grätsche und ziehen Sie nun die rechte Ferse in Richtung Po. Diese Bewegung wird relativ dynamisch im Wechsel ausgeführt. Durch das Thera-Band wird eine Spannung in der gesamten Beinmuskulatur beibehalten.

→ Führen Sie pro Seite 30 Wiederholungen im Wechsel aus.

Wirkung: Diese Bewegung strafft vor allem die Beinrückseiten und formt den Po.

Nicht federn
Versuchen Sie, während des Bewegungsablaufs nicht zu federn, also keine unnötigen Bewegungen zu machen.

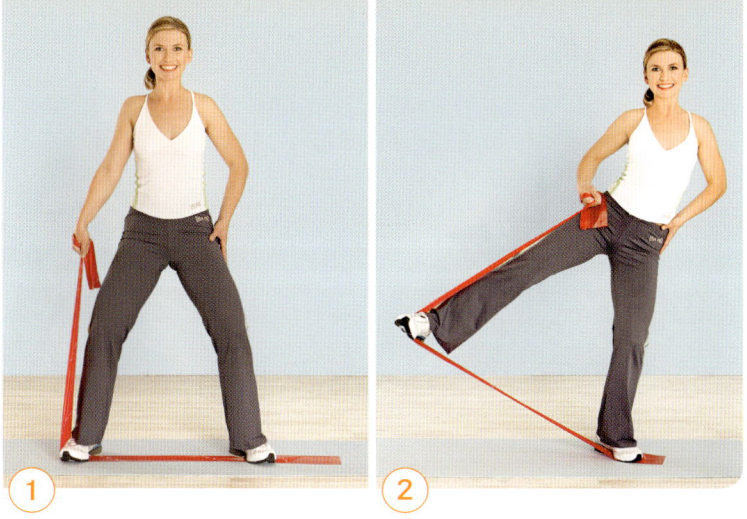

Side-Push

→ Stellen Sie sich in einer weiten Grätsche mit beiden Füßen so auf das Thera-Band, dass Sie ein Ende mit der rechten Hand greifen und es mit gestrecktem Arm straff halten können. Die Knie sind leicht gebeugt, Fußspitzen und Knie so nach außen gedreht, dass sie sich in einer Achse befinden. Richten Sie den Oberkörper auf und ziehen Sie die Schultern nach hinten unten. Stützen Sie die linke Hand mit dem Daumen nach vorn in der Hüfte ab **(1)**. Atmen Sie ein.

→ Bauen Sie die Bauchspannung auf und verlagern Sie nun Ihr Gewicht auf den linken Fuß. Gleichzeitig ziehen Sie mit dem Ausatmen das rechte Bein in einer kontrollierten dynamischen Bewegung gestreckt nach oben. Das linke Knie bleibt dabei leicht gebeugt. Heben Sie das Bein nur so weit an, dass Ihr Oberkörper noch möglichst aufrecht bleibt und das Becken weder nach vorn noch nach hinten ausweicht **(2)**.

→ Senken Sie beim Einatmen das Bein wieder ab, ohne es abzustellen, und schließen Sie die nächste Wiederholung an. Behalten Sie die Bauchspannung bei.

→ Führen Sie pro Seite 12 bis 15 Wiederholungen aus.

Wirkung: Diese Übung trainiert die Abduktoren (= Oberschenkelaußenseiten) und den Po.

Becken ruhig halten
Die Übung ist nur dann effektiv, wenn das Becken weder nach vorn noch nach hinten kippt. Halten Sie es stabil.

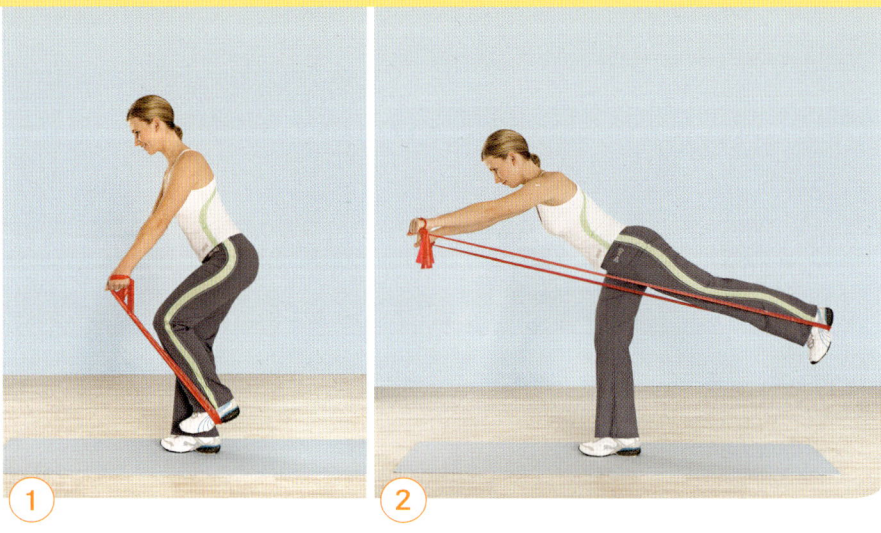

Bodystretch

→ Stellen Sie sich, mit dem linken Fuß auf dem Thera-Band, aufrecht hin. Fassen Sie das jeweilige Ende des Bandes, wickeln Sie es jeweils um die Mittelhand und halten Sie es bei gestreckten Armen straff. Der Rücken ist gerade, die Schulterblätter sind nach hinten unten gezogen, der Kopf befindet sich in Verlängerung der Wirbelsäule.

→ Beugen Sie nun die Knie leicht und verlagern Sie Ihr Gewicht auf die Fersen.

→ Verlagern Sie nun Ihr Gewicht auf den rechten Fuß, heben Sie das linke Bein gebeugt an und straffen Sie das Band noch mehr, indem Sie auch die gestreckten Arme noch etwas weiter anheben. Gleichzeitig neigt sich Ihr Oberkörper aus der Hüfte heraus leicht nach vorn (1). Atmen Sie ein.

→ Neigen Sie nun mit leicht gebeugtem Standbein den Oberkörper weiter nach vorn und strecken Sie mit dem Ausatmen das linke Bein nach hinten aus, ohne die Hüfte aufzudrehen. Gleichzeitig heben Sie die gestreckten Arme noch mehr an und ziehen das Band noch etwas weiter nach vorn (2).

→ Kommen Sie mit dem Einatmen in einer kontrollierten Bewegung in Position 1 zurück und führen Sie insgesamt 8 bis 10 Wiederholungen aus. Wechseln Sie dann die Seite.

Wirkung: Diese Übung strafft Po und Beine, kräftigt zusätzlich Rücken und Arme.

Strecken Sie den Rücken
Um die Wirbelsäule zu schützen, ist ein gestreckter Rücken während der Bewegungsführung hier besonders wichtig.

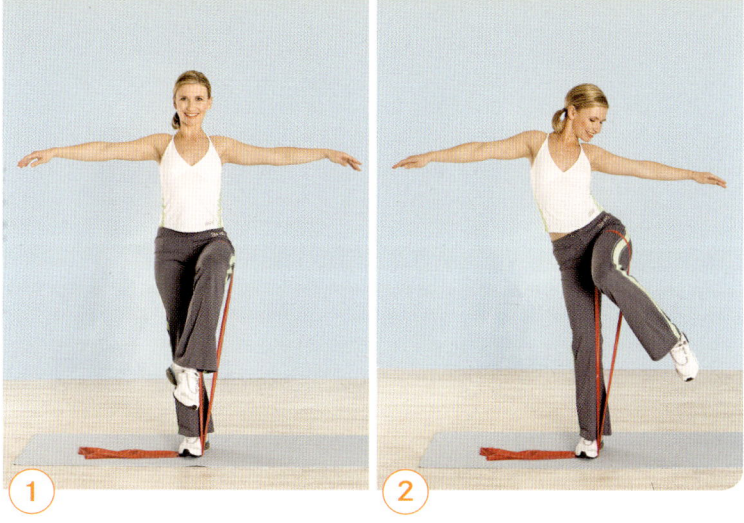

1   2

Hip-Kick

→ Nehmen Sie das Band doppelt und stellen Sie sich mit dem rechten Fuß auf die Enden des Bandes. Fassen Sie die Schlaufe und legen Sie sie über Ihren linken Oberschenkel in die Hüftbeuge, indem Sie das Bein angewinkelt bis auf Hüfthöhe nach oben ziehen. Das Standbein ist gestreckt, Ihr Oberkörper aufgerichtet, Bauch und Rücken sind angespannt.

→ Strecken Sie nun die Arme locker auf Schulterhöhe seitlich aus und positionieren Sie die linke Ferse vor dem rechten Knie (1).

→ Um die Balance halten zu können, spannen Sie zusätzlich den Quadrizeps, den Muskel auf der Oberschenkelvorderseite, des Standbeins fest an. Atmen Sie ein.

→ Heben Sie nun mit dem Ausatmen die linke Hüfte seitlich an und ziehen Sie gleichzeitig in einer dynamischen Bewegung den linken Unterschenkel so weit wie möglich nach links oben, dabei rotiert der Oberschenkel nach innen (2). Ihre Wirbelsäule vollführt also eine Seitneigung, wobei sich der Schultergürtel leicht zur linken Seite neigen darf. Die Arme bleiben gestreckt.

→ Richten Sie mit dem Einatmen die Wirbelsäule wieder auf und führen Sie das angewinkelte linke Bein wieder nach vorn.

→ Führen Sie pro Seite 10 bis 12 Wiederholungen aus.

Wirkung: Mit dieser Übung werden Hüften, Taille und seitliche Bauchmuskeln gestrafft.

Nicht nach vorn neigen
Überprüfen Sie den Bewegungsablauf am besten vor einem Spiegel: Wenn Sie das Bein nach außen oben ziehen, darf sich die Schulter zwar zur Seite, aber nicht nach vorn bewegen.

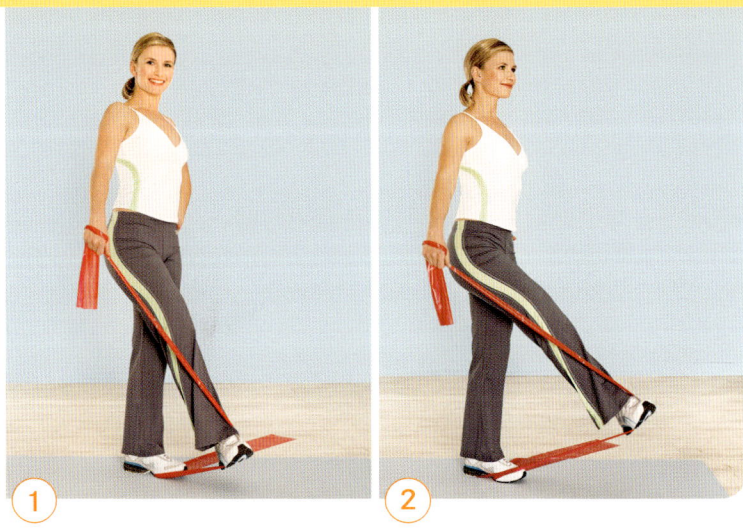

Schenkel-Push

→ Stellen Sie sich mit dem linken Fuß mittig auf das Band, greifen Sie mit der rechten Hand das andere Ende und wickeln Sie es ein Mal um Ihre Mittelhand. Halten Sie das Band straff, Ihr Arm ist dabei gestreckt. Die linke Hand liegt locker an der Hüfte.

→ Spannen Sie Bauch und Rücken leicht an und richten Sie Ihren Blick nach vorn.

→ Verlagern Sie nun Ihr Gewicht auf den linken Fuß, lösen Sie den rechten Fuß vom Boden und strecken Sie ihn mit dem Band an der Fußinnenkante nach vorn. Die Fußspitze ist dabei nach außen gedreht (1). Atmen Sie ein.

→ Ziehen Sie das leicht gebeugte Bein beim Ausatmen in einer kontrollierten dynamischen Bewegung diagonal so weit nach links oben, wie es ohne Hüftdrehung möglich ist (2). Halten Sie mit der rechten Hand das Band gut fest.

→ Senken Sie mit dem Einatmen das Bein wieder ab, ohne es auf dem Boden abzustellen.

→ Führen Sie pro Seite 12 bis 15 Wiederholungen aus.

Wirkung: Diese Bewegung formt die Adduktoren (= Oberschenkelinnenseiten).

Aktive Beine
Für eine aufrechte Haltung und um das Gleichgewicht halten zu können, spannen Sie den Oberschenkel des leicht gebeugten Standbeins fest an. Die Kniescheibe wird dabei nach oben gezogen.

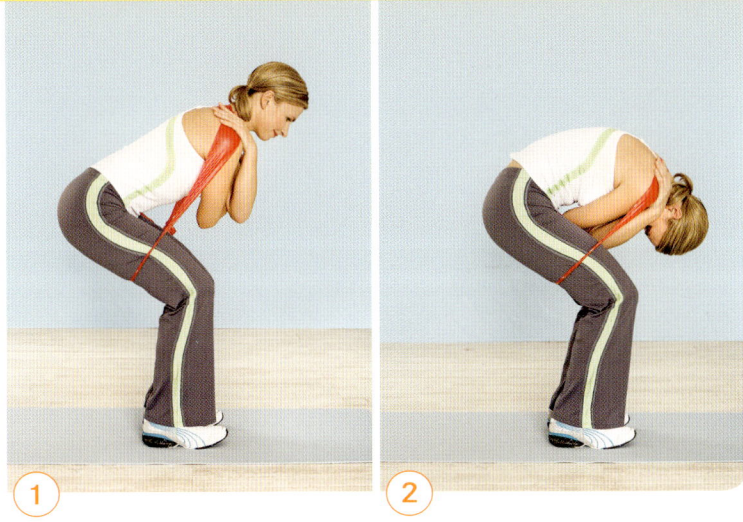

Rückenformer

→ Verknoten Sie das Thera-Band zu einer großen Schlinge. Fassen Sie die Schlinge, steigen Sie hinein und ziehen Sie sie zu den Oberschenkelrückseiten hoch. Beugen Sie dabei die Beine, um das Band zu fixieren, und öffnen Sie nun Ihre Füße hüftbreit. Die Fußspitzen zeigen nach vorn.

→ Schieben Sie Ihren Po weit nach hinten und neigen Sie Ihren Oberkörper gleichzeitig mit geradem Rücken nach vorn, um die Position auszubalancieren. Verlagern Sie Ihr Gewicht auf die Fersen, sodass die Knie senkrecht über den Fußgelenken positioniert sind.

→ Legen Sie nun die Schlinge auf den oberen Rücken. Lösen Sie zuerst eine Hand vom Band und fassen es auf der anderen Seite, dann lösen Sie die andere Hand. Ihr Arme sind nun vor der Brust gekreuzt. Halten Sie das Band gut mit den Händen fest (1). Aktivieren Sie Bauch- und Rückenmuskeln.

→ Beginnen Sie nun, sich von der Lendenwirbelsäule her langsam einzurollen. Ihr Rücken wird dabei ganz rund. Ziehen Sie zum Schluss das Kinn in Richtung Brust (2).

→ Strecken Sie Ihren Rücken wieder und beginnen Sie abermals bei der Lendenwirbelsäule. Kippen Sie dabei zuerst das Becken.

→ Führen Sie 12 bis 15 Wiederholungen aus.

Wirkung: Die Übung stärkt den Rücken, mobilisiert die Wirbelsäule und fordert gleichzeitig Beine und Po.

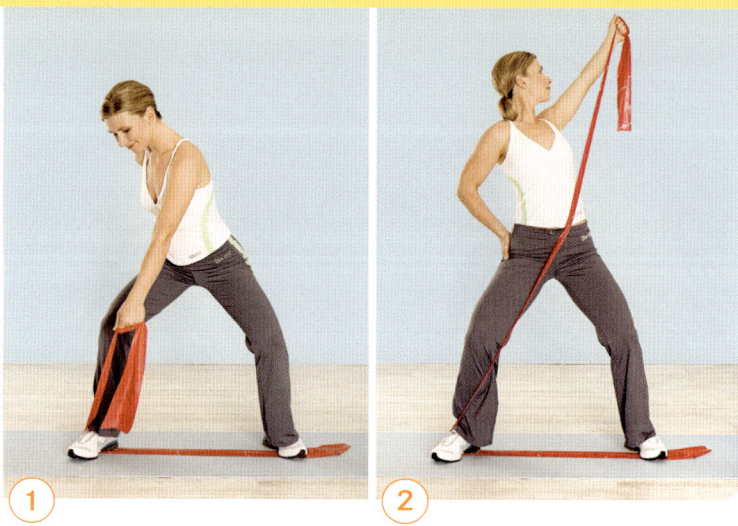

Diagonal-Lift

Knie schützen

Achten Sie bei ge-
beugten Beinen
darauf, dass die
Knie nicht über die
Zehenspitzen hin-
ausragen und das
Gewicht auf den
Fersen ruht, damit
die Kniegelenke
nicht unnötig belas-
tet werden.

→ Grätschen Sie die Beine weit und stellen Sie sich mit beiden Füßen mittig auf das Thera-Band.

→ Beugen Sie die Beine und fassen Sie mit der linken Hand das Ende des Bandes zu Ihrer rechten Seite. Wickeln Sie es ein Mal um Ihre Mittelhand und halten Sie es mit gestrecktem Arm straff. Ihre linke Hand befindet sich jetzt vor dem rechten Knie. Die rechte Hand ruht auf der Rückseite der rechten Hüfte. Der Winkel in den Knien beträgt mehr als 90 Grad. Knie und Zehenspitzen sind nach außen gedreht und befinden sich auf einer Achse **(1)**.

→ Der Rücken ist gerade und Ihr Oberkörper leicht nach vorn ge-neigt. Spannen Sie Bauch und Rücken leicht an. Atmen Sie ein.

→ Führen Sie nun mit dem Ausatmen den gestreckten linken Arm in einem weiten Bogen so weit wie möglich diagonal nach links oben und folgen Sie mit Ihrem Blick der Bewegung **(2)**. Ihr Oberkörper richtet sich dabei mit geradem Rücken auf.

→ Bringen Sie dann den Arm wieder zurück in Position 1 und schlie-ßen Sie die nächste Wiederholung an.

→ Führen Sie pro Seite 15 bis 20 Wiederholungen aus.

Wirkung: Diese Bewegung trainiert die Rotatoren sowie die seitli-chen Bauchmuskeln und die Arme.

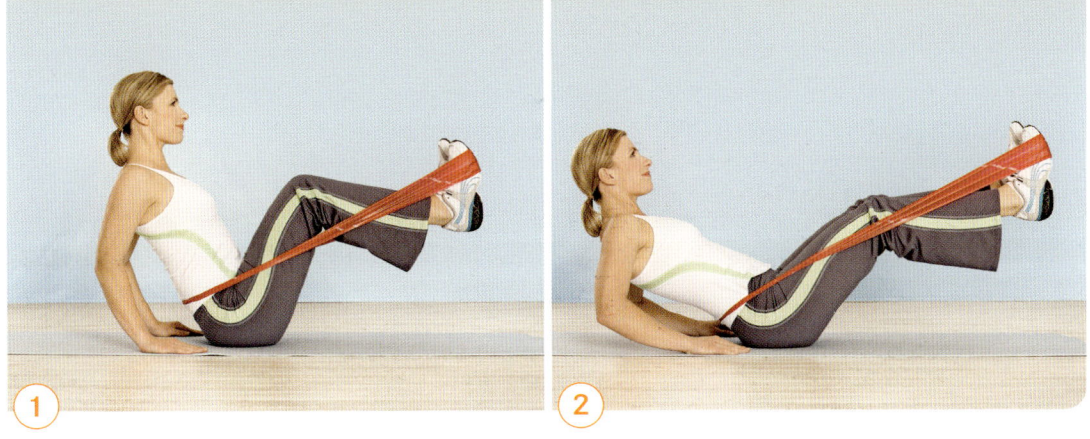

Bauchwippe

→ Verknoten Sie das Thera-Band zu einer großen Schlinge.

→ Setzen Sie sich auf den Boden und legen Sie die Schlinge um die Fußsohlen und den unteren Rücken.

→ Stützen Sie die Hände mit leicht gebeugten Ellbogen knapp hinter dem Po ab, sodass die Finger zum Körper und die Ellbogen nach hinten weisen. Die Knie sind angewinkelt und die Fersen aufgestellt. Richten Sie nun Ihren Rücken auf und ziehen Sie die Schulterblätter nach hinten unten.

→ Bauen Sie die Bauchspannung auf und heben Sie mit dem Einatmen nun die Beine angewinkelt so weit vom Boden ab, dass Ihre Unterschenkel fast parallel zum Boden sind (1).

→ Jetzt neigen Sie mit dem Ausatmen den Oberkörper mit geradem Rücken nach hinten, beugen dabei die Ellbogen stärker, und strecken gleichzeitig die Beine so weit wie möglich nach vorn aus (2).

→ Kommen Sie mit dem nächsten Einatmen wieder langsam in Position 1 zurück. Behalten Sie jedoch die Bauchspannung bei und achten Sie darauf, nicht in ein Hohlkreuz zu fallen.

→ Führen Sie 10 bis 12 Wiederholungen aus.

Wirkung: Diese Übung stärkt die tief liegenden Schichten der Bauchmuskulatur.

Beckenboden anspannen
Um den unteren Rücken zu schützen und nicht in ein Hohlkreuz zu fallen, sollten Sie bei dieser Übung unbedingt den Beckenboden anspannen. Das verleiht Ihnen mehr Stabilität.

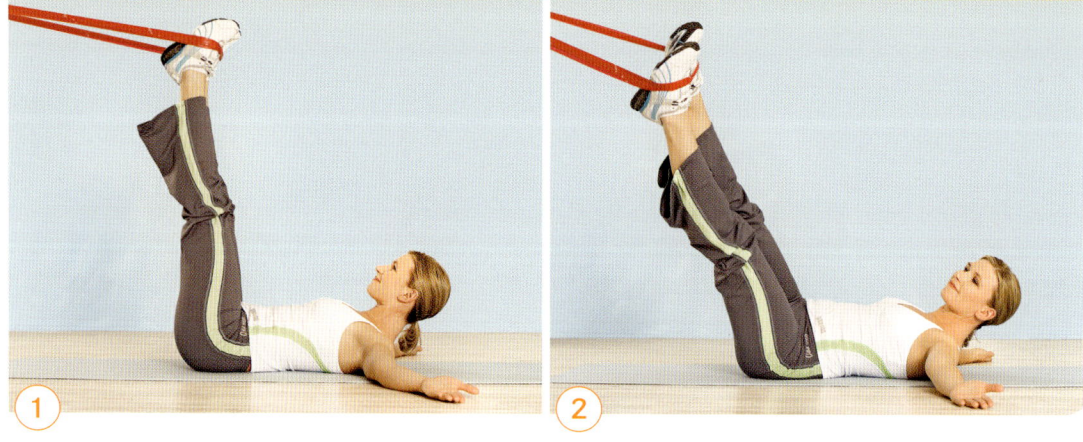

Seitenzug

→ Verknoten Sie das Thera-Band zu einer großen Schlinge und klemmen Sie es auf Schulterhöhe in einer Tür ein.

→ Setzen Sie sich auf den Boden und legen Sie die Schlaufe um Ihre Fußrücken.

→ Legen Sie sich dann auf den Rücken, strecken Sie die Beine leicht gebeugt nach oben, das Band ist straff. Die Arme liegen seitlich ausgestreckt auf dem Boden.

→ Spannen Sie nun den Bauch leicht an und lösen Sie den Kopf vom Boden **(1)**. Atmen Sie ein.

→ Jetzt erhöhen Sie die Bauchspannung, pressen die Arme fest in den Boden, um den Oberkörper zu fixieren, und neigen mit dem Ausatmen die Beine aus der Bauchkraft heraus langsam so weit wie möglich nach links in Richtung Boden **(2)**.

→ Halten Sie die Bauchspannung und kommen Sie mit dem Einatmen in die Ausgangsposition zurück. Schließen Sie die nächste Wiederholung an, ohne den Kopf abzulegen und die Bauchspannung zu lösen.

Wirkung: Diese Übung strafft und formt die schrägen und tief liegenden Bauchmuskeln.

Lendenwirbel schützen

Wenn Sie Probleme im unteren Rücken haben, können Sie sich ein zusammengefaltetes Handtuch unter den Lendenwirbelbereich legen. Damit verhindern Sie die Überstreckung.

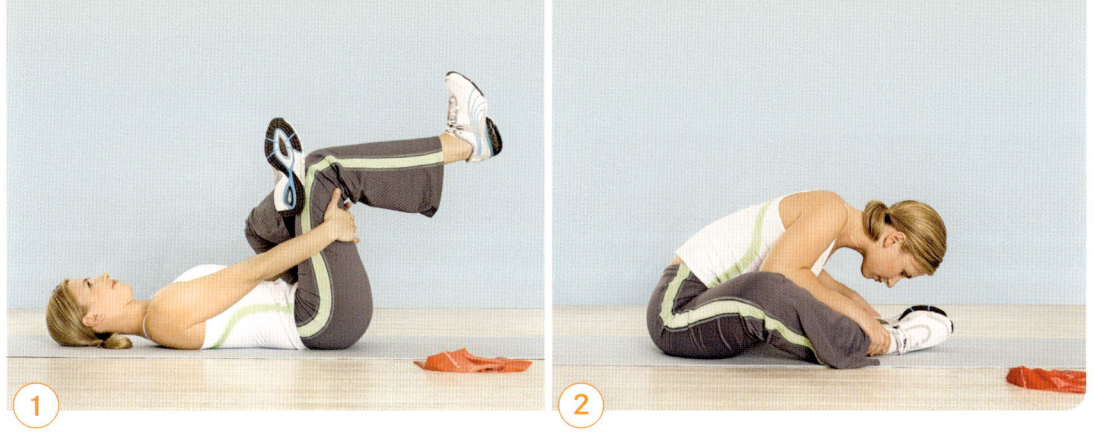

Podehnung

→ Legen Sie sich mit aufgestellten Beinen entspannt auf den Rücken. Auch Ihr Nacken ist völlig entspannt.

→ Legen Sie den linken Fuß auf den rechten Oberschenkel oberhalb des Knies ab. Das linke Knie ist locker nach außen gekippt.

→ Greifen Sie mit beiden Händen den rechten Oberschenkel und ziehen Sie das Bein heran, ohne den unteren Rücken und den Po vom Boden zu lösen (1).

→ Halten Sie die Dehnung für 3 bis 4 Atemzüge, stellen Sie die Beine ab, lösen Sie die Überkreuzung und wechseln Sie die Seite.

Wirkung: Diese Übung dehnt das Gesäß und die Oberschenkel.

Hüftöffner

→ Setzen Sie sich aufrecht hin. Winkeln Sie die Beine an und legen Sie die Fußsohlen eine Armlänge vom Körper entfernt aneinander. Kippen Sie die Knie nach außen. Aktivieren Sie Bauch und Rücken.

→ Legen Sie die Hände an die Fußgelenke und neigen Sie den Oberkörper nach vorn zu den Füßen. Drücken Sie dabei mit den Ellbogen die Oberschenkelinnenseiten in Richtung Boden (2).

→ Halten Sie die tiefste Position für 3 bis 4 Atemzüge.

Wirkung: Diese Dehnübung macht die Hüftgelenke geschmeidig und dehnt die Oberschenkelinnenseiten.

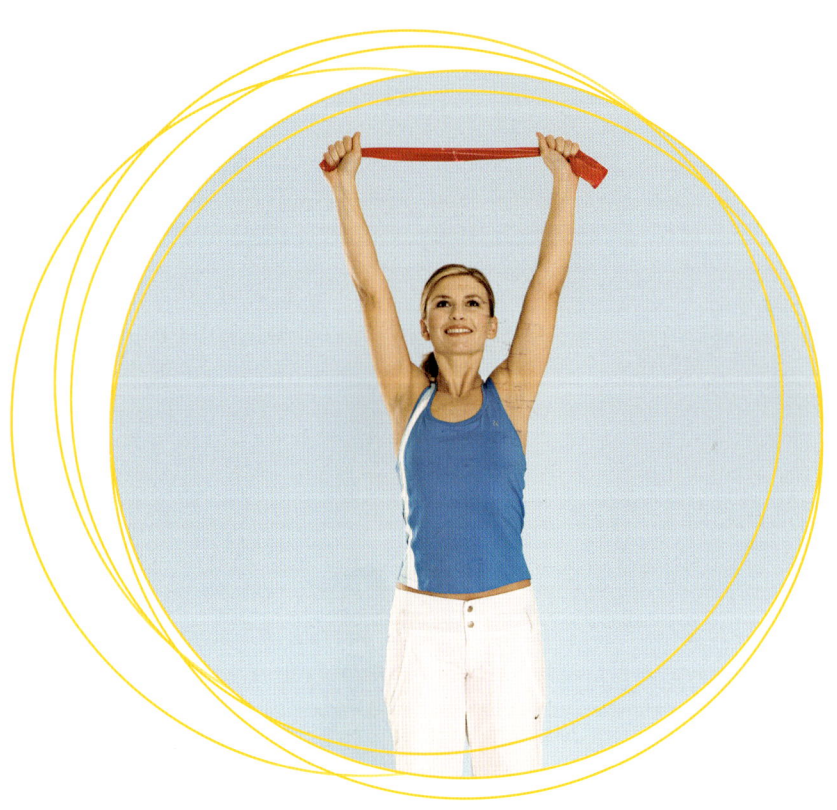

Core-Training

Eine schöne, schlanke Mitte und eine wunderbar proportionierte Taille – das erzielen Sie mit dem folgenden Workout. Die intensiven Übungen mit dem Thera-Band trainieren vor allem die Kraft des Muskelkorsetts am Rumpf, das für diesen tollen Look verantwortlich ist. Und nebenbei stärken Sie zusätzlich den Rücken.

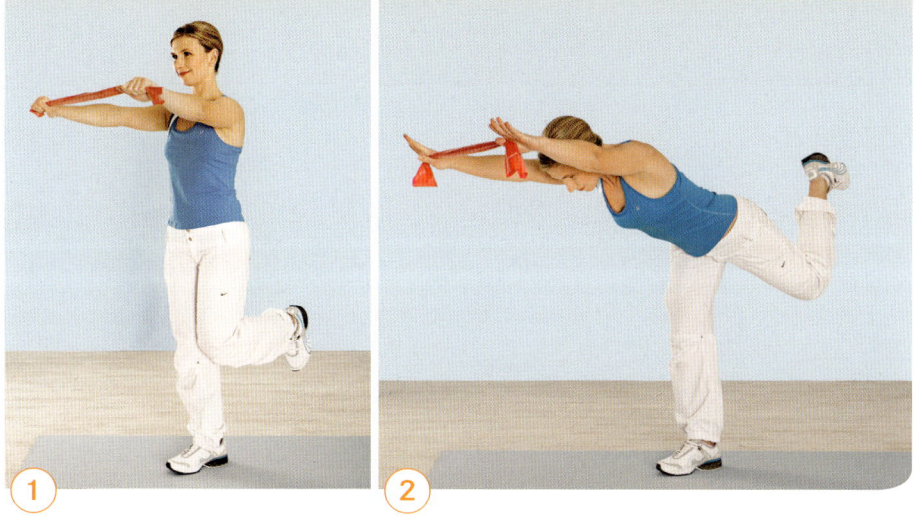

Balance-Push

→ Stellen Sie sich aufrecht hin und schließen Sie die Beine.

→ Nehmen Sie das Thera-Band doppelt und greifen Sie es schulterbreit, sodass es nicht durchhängt.

→ Ziehen Sie die Schulterblätter nach hinten unten, richten Sie Ihren Rücken auf und den Blick nach vorn.

→ Strecken Sie nun die Arme auf Schulterhöhe nach vorn aus – die Schultern bleiben nach unten gezogen – und verlagern Sie Ihr Gewicht auf das rechte Bein.

→ Winkeln Sie das linke Bein an und ziehen Sie die Ferse so weit nach oben, bis der Winkel zwischen Ober- und Unterschenkel etwa 90 Grad beträgt. Die Zehenspitzen sind angezogen (1).

→ Jetzt beugen Sie das rechte Knie leicht, neigen gleichzeitig den Oberkörper nach vorn, bis er fast parallel zum Boden ist, und heben das linke Bein so weit wie möglich an, ohne die Hüfte aufzudrehen. Ihr Kopf befindet sich zwischen den Armen, der Blick ist nun zum Boden gerichtet (2).

→ Ziehen Sie das Band mit kleinen, dynamischen Bewegungen auseinander.

→ Führen Sie insgesamt 15 bis 20 Wiederholungen aus und wechseln Sie dann das Bein.

Wirkung: Diese Übung kräftigt intensiv den oberen Rücken sowie die Core-Muskulatur und fordert die Beine.

Nicht ausweichen!
Sie erzielen das beste Resultat, wenn Sie die Hüften während der Ausführung stabil und parallel halten. Achten Sie auch darauf, dass das Knie des Spielbeins zum Boden zeigt.

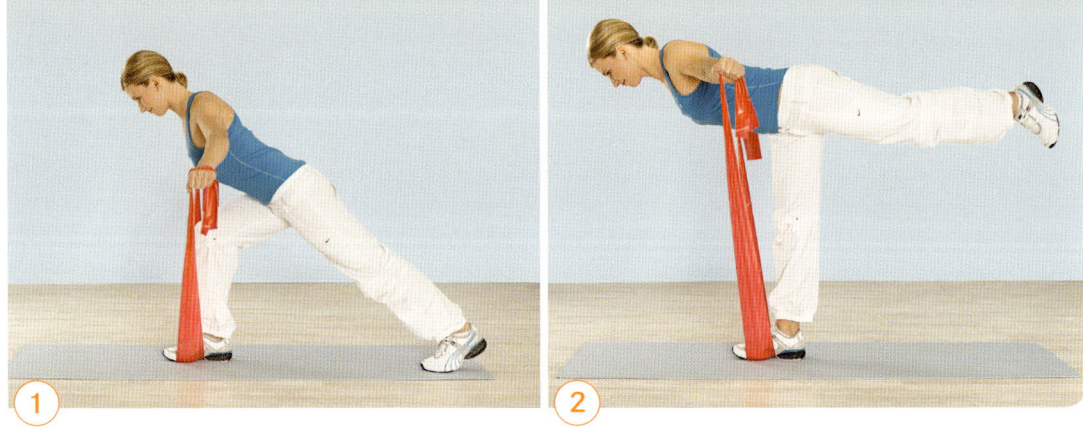

Seitenstärke

→ Machen Sie mit dem rechten Bein einen großen Ausfallschritt nach vorn, legen Sie das Band mittig unter den Fuß und greifen Sie die Enden des Bandes. Der Winkel im rechten Knie sollte etwa 90 Grad betragen. Das linke Bein ist gestreckt und die linke Ferse angehoben. Richten Sie die Hüftgelenke parallel aus.

→ Spannen Sie Bauch und Rücken an, neigen Sie den Oberkörper gerade nach vorn, sodass er in einer Linie mit dem gestreckten Bein ist, und ziehen Sie die Enden des Thera-Bandes mit gestreckten Armen straff. Der Kopf befindet sich dabei in Verlängerung der Wirbelsäule **(1)**.

→ Verlagern Sie das Gewicht auf das rechte Bein und lösen Sie den linken Fuß vom Boden. Strecken Sie nun das rechte Bein durch, gleichzeitig neigen Sie den Oberkörper etwas mehr nach vorn, heben das linke Bein gestreckt nach hinten an und ziehen die Arme gestreckt bis auf Schulterhöhe nach oben **(2)**.

→ Senken Sie die Arme und das linke Bein wieder langsam und kontrolliert ab. Das Thera-Band bleibt straff gespannt.

→ Führen Sie insgesamt 10 bis 12 Wiederholungen aus und wechseln Sie dann das Bein.

Wirkung: Diese Übung trainiert den Rücken, die Schulterpartie und die Beine.

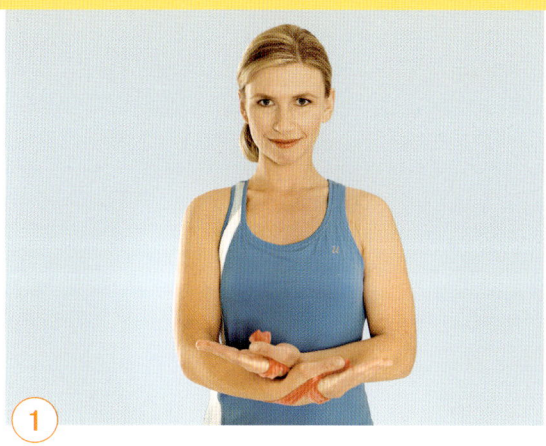 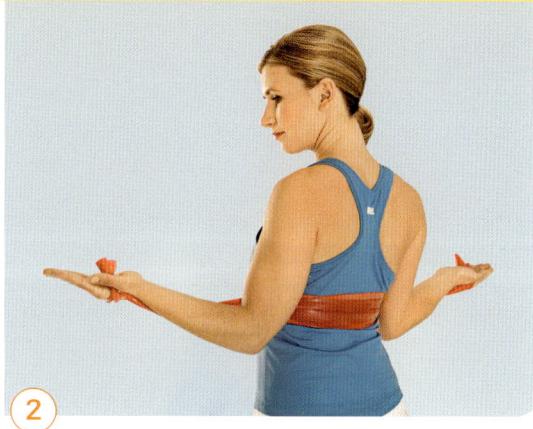

Schultertwist

→ Stehen Sie aufrecht, die Füße sind hüftbreit geöffnet und die Knie leicht gebeugt. Ziehen Sie die Schultern nach hinten unten, richten Sie den Rücken nochmals auf und halten Sie den Kopf in Verlängerung der Wirbelsäule. Spannen Sie Bauch und Rücken leicht an.

→ Schlingen Sie das Band um den unteren Rücken, fassen Sie die Enden mit den Händen und straffen Sie das Band stark. Für einen besseren Halt wickeln Sie es ein Mal um die Mittelhand. Nehmen Sie das Band gegebenenfalls doppelt.

→ Drehen Sie nun die Handflächen nach oben und kreuzen Sie die Unterarme vor dem Körper. Halten Sie dabei die Ellbogen fest am Oberkörper (1).

→ Spannen Sie den Bauch an und drehen Sie jetzt nur die Unterarme langsam zu den Seiten aus. Ziehen Sie die Hände dabei so weit wie möglich nach hinten (2).

→ Führen Sie die Unterarme wieder gekreuzt nach vorn und schließen Sie die nächste Wiederholung an.

→ Führen Sie insgesamt 20 bis 25 Wiederholungen aus.

Wirkung: Diese Bewegung kräftigt Schultern und Arme und stabilisiert die Rotatoren der Schulterpartie.

Mehr Effekt mit Bauchspannung
Achten Sie darauf, während der Bewegungsausführung den Nabel zur Wirbelsäule zu ziehen. Das sorgt für einen geraden Rücken und verbessert die Wirksamkeit dieser Übung.

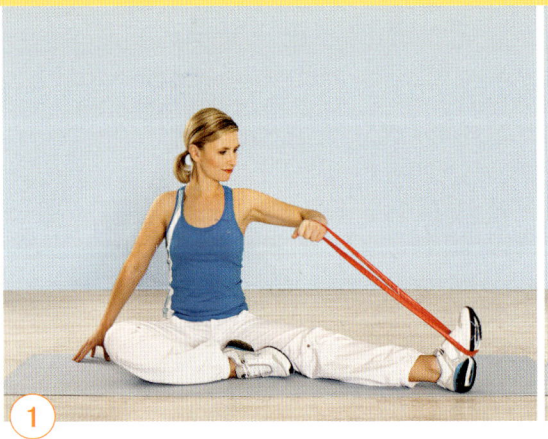 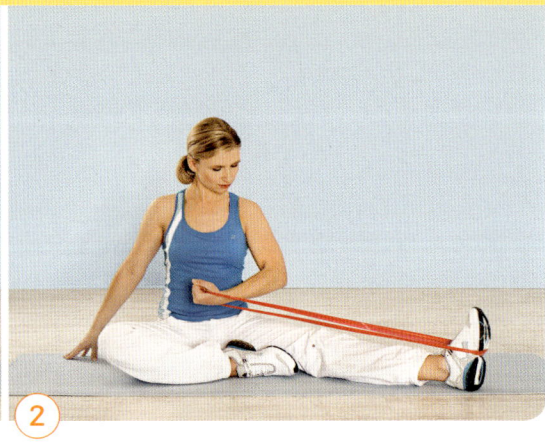

Brustzug

→ Verknoten Sie das Thera-Band zu einer hüftbreiten Schlinge.

→ Setzen Sie sich in einer weiten Grätsche aufrecht auf den Boden. Winkeln Sie das rechte Bein an und legen Sie die Fußsohle an die Innenseite des linken Oberschenkels.

→ Legen Sie die Schlinge um den linken Fuß und greifen Sie sie mit der linken Hand.

→ Winkeln Sie den linken Arm an, sodass ein 90-Grad-Winkel zwischen Unter- und Oberarm entsteht, und heben Sie ihn so weit an, bis er sich parallel zum linken Oberschenkel befindet.

→ Richten Sie die Wirbelsäule auf und halten Sie den Kopf in Verlängerung der Wirbelsäule. Ziehen Sie die Schultern locker nach hinten unten und stützen Sie die rechte Hand seitlich am Körper ab (1).

→ Behalten Sie den Winkel im Ellbogen bei, während Sie den Arm in einer Vierteldrehung langsam zum Körper heranziehen (2).

→ Heben Sie den Arm wieder an und schließen Sie die nächste Wiederholung an.

→ Führen Sie insgesamt 25 bis 30 Wiederholungen aus und wechseln Sie dann die Seite.

Wirkung: Diese Übung kräftigt vor allem die Brustmuskulatur, stärkt aber auch Schulter-, Arm- und Rückenmuskeln.

Bewusst aufrichten

Damit Ihnen Ihre aufrechte Haltung bewusster wird, können Sie die freie Hand auf das Brustbein legen.

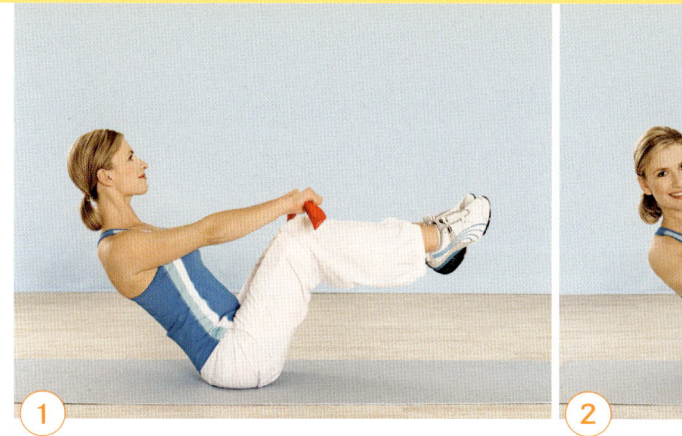
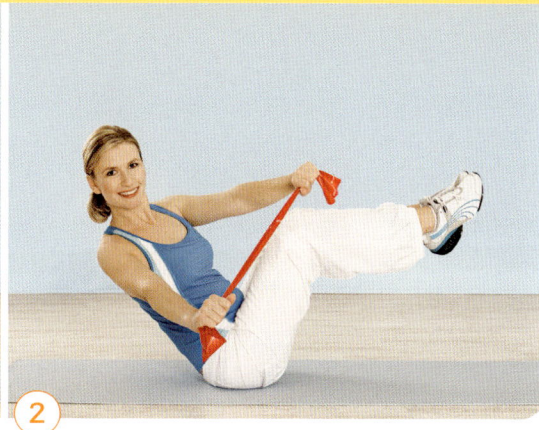

Bauchtwist

→ Setzen Sie sich mit angewinkelten Beinen und aufgestellten ge-schlossenen Füßen auf den Boden. Richten Sie den Rücken auf, ent-spannen Sie die Schultern und halten Sie den Kopf in Verlängerung der Wirbelsäule.

→ Legen Sie das Thera-Band doppelt oder dreifach zusammen und greifen Sie es schulterbreit mit beiden Händen. Dann strecken Sie die Arme parallel zum Boden nach vorn aus. Das Band ist straff.

→ Bauen Sie die Bauchspannung auf und heben Sie die Unterschen-kel so weit an, bis sie sich parallel zum Boden befinden. Gleichzeitig neigen Sie den Oberkörper etwas nach hinten, um das Gleichgewicht zu halten. Die Hände befinden sich seitlich über den Knien **(1)**.

→ Drehen Sie Ihren Oberkörper aus der Taille heraus nach rechts, die gestreckten Arme und Ihr Kopf folgen der Bewegung. Ziehen Sie mit kleinen, dynamischen Bewegungen das Band auseinander **(2)**.

→ Führen Sie insgesamt 25 bis 30 Wiederholungen aus, drehen Sie sich dann zur Mitte zurück, setzen Sie die Beine ab und lösen Sie die Spannung. Nach einer kurzen Pause führen Sie die Übung zur ande-ren Seite aus.

Wirkung: Diese Übung formt eine flache Mitte, stärkt die Core-Muskeln und die Oberschenkelvorderseiten.

Bauchtraining intensiv
Um die Übung noch intensiver zu gestal-ten, strecken Sie die Beine noch et-was mehr. Je höher sich die Beine über dem Boden befin-den, desto mehr müssen die Bauch-muskeln arbeiten.

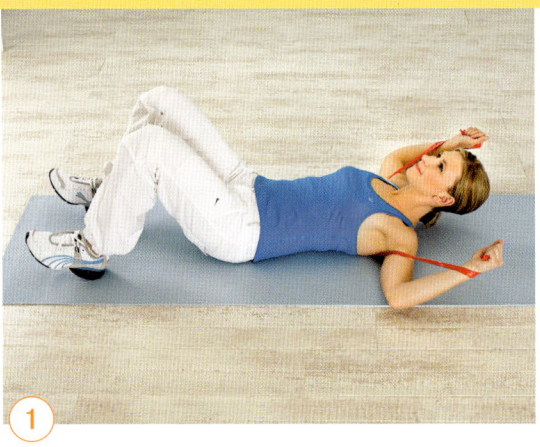
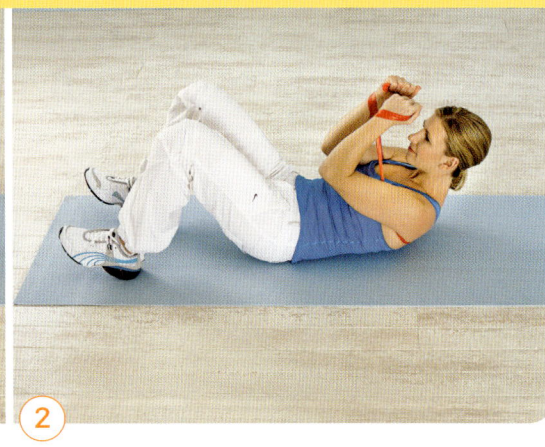

Butterfly

→ Legen Sie sich auf den Rücken und winkeln Sie die Beine an. Stellen Sie die Fersen schulterbreit geöffnet auf. Der obere Rücken liegt mittig auf dem Band, die Zehenspitzen sind angezogen.

→ Führen Sie das Thera-Band an den Innenseiten der Oberarme vorbei, außen um die Handgelenke herum und fassen Sie die Enden straff mit den Händen.

→ Beugen Sie die Arme im 90-Grad-Winkel und legen Sie sie auf dem Boden ab. Die Handflächen zeigen nach oben.

→ Aktivieren Sie die Bauchspannung, lösen Sie Schultern und Kopf vom Boden, heben Sie ebenfalls die Arme etwas an und ziehen Sie die Schulterblätter zusammen (1). Das ist die Ausgangsposition. Nun atmen Sie ein.

→ Heben Sie mit dem Ausatmen den Oberkörper noch weiter an und führen Sie die Ellbogen dabei langsam vor dem Körper zusammen (2). Die Arme bleiben stets angewinkelt.

→ Senken Sie beim nächsten Einatmen Arme und Oberkörper wieder in die Ausgangsposition ab.

→ Wiederholen Sie die Bewegung insgesamt 20 bis 25 Mal.

Wirkung: Diese Übung stärkt die geraden Bauchmuskeln und die Brustmuskeln.

Entspannung für den Nacken
Bleiben Sie nach der Übung noch für einen Moment auf dem Boden liegen und drehen Sie den Kopf langsam zur rechten, dann zur linken Seite. Das hilft, den Nacken zu entspannen.

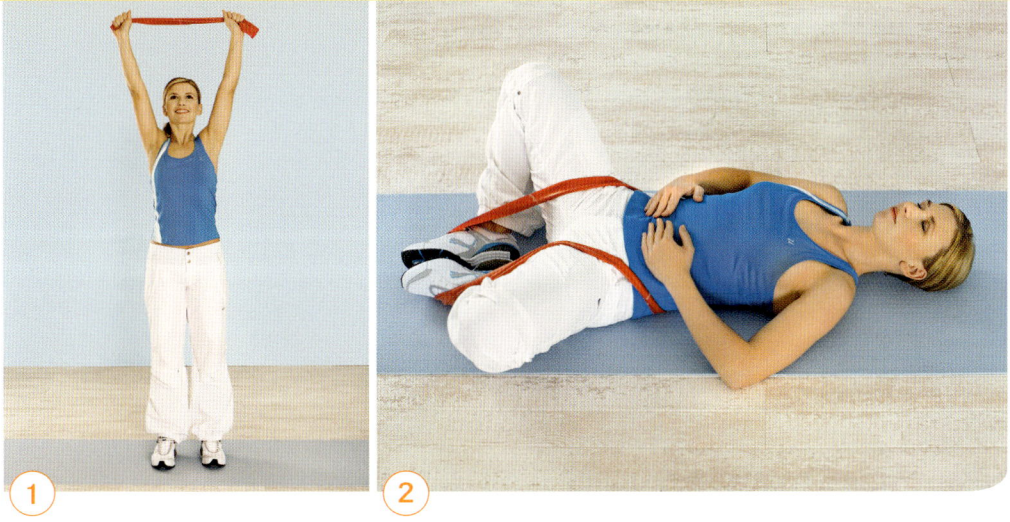

Dehnung der Körpervorderseite

→ Greifen Sie das Band etwa schulterbreit, stellen Sie sich aufrecht hin und strecken Sie die Arme über den Kopf. Räkeln und strecken Sie sich hier für 1 bis 2 Minuten **(1)**.

Variante: Um zusätzlich die Flanken zu dehnen, können Sie den Oberkörper auch zur rechten und linken Seite neigen.

Wirkung: Dehnt die Körpervorderseite und entspannt den Nacken.

Hüftöffner

→ Verknoten Sie das Band zu einer großen Schlinge.

→ Setzen Sie sich auf den Boden, legen Sie die Schlinge um den unteren Rücken, führen Sie das Band innen an den Oberschenkeln vorbei und schlingen Sie es schließlich auch um die Füße.

→ Lassen Sie die Knie nun nach außen kippen und ziehen Sie die Füße an den Fußgelenken möglichst nah zum Schritt heran.

→ Legen Sie sich vorsichtig zurück und ziehen Sie den Bauchnabel nach innen. Ihre Hände legen Sie locker auf den Bauch **(2)**.

→ Bleiben Sie für 1 bis 2 Minuten in dieser Position und atmen Sie tief ein und aus.

Wirkung: Mit dieser Übung werden die Oberschenkelinnenseiten gedehnt und die Hüften mobilisiert.

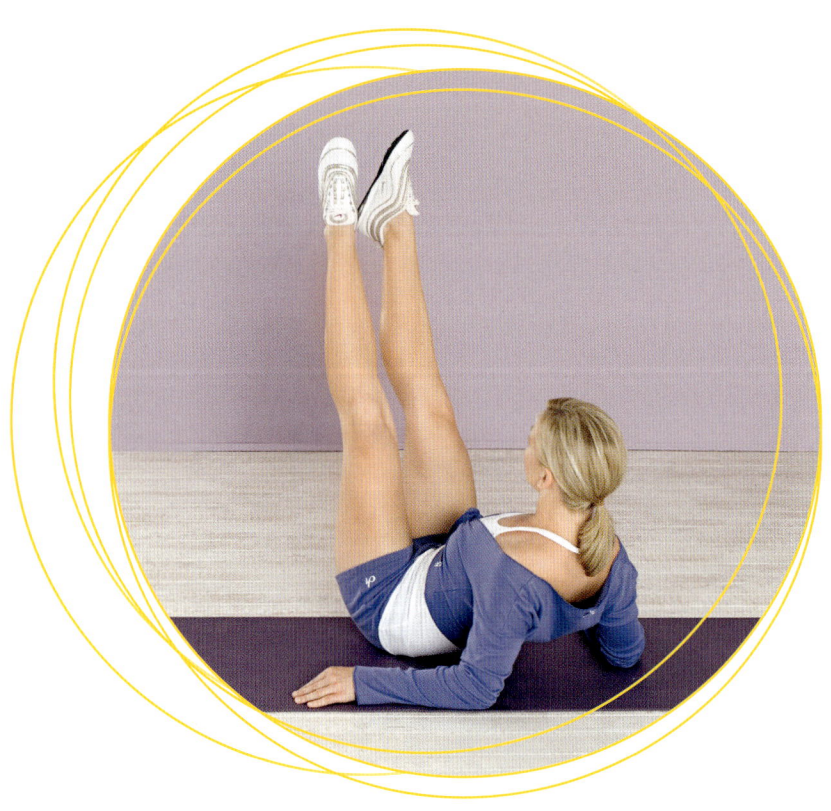

Sexy Beine

Ein starker Auftritt, schlanke Schenkel und schön geformte Waden – das alles können Sie vom folgenden Workout erwarten. Beine und Po werden gestrafft, das Gewebe gefestigt. Mit dem Training der Tänzerinnen verbessern Sie außerdem Ihre Ausstrahlung und die Haltung. Das sieht man Ihnen schnell an!

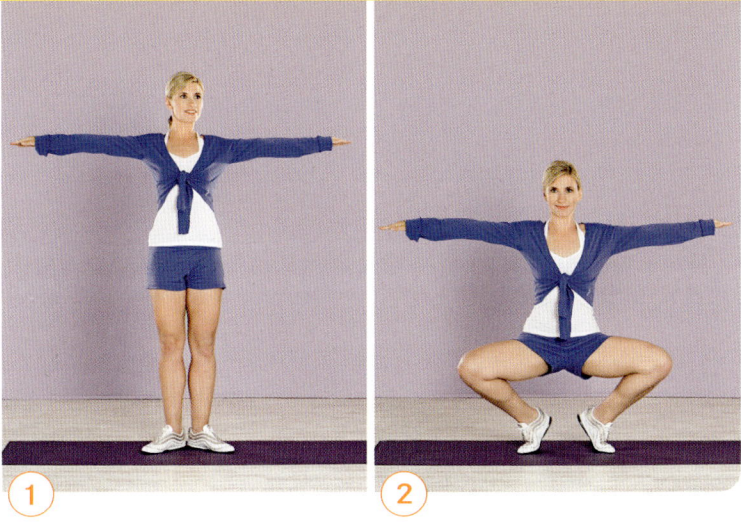

Plié

→ Stellen Sie sich aufrecht hin und schließen Sie die Beine. Senken Sie das Steißbein in Richtung Boden ab, sodass sich das Becken etwas aufrichtet, und ziehen Sie den Scheitel nach oben.

→ Ziehen Sie die Schulterblätter nach hinten unten und entspannen Sie den Nacken. Ihr Blick ist nach vorn gerichtet.

→ Nun aktivieren Sie die Muskelspannung in Bauch, Rücken und Beckenboden.

→ Strecken Sie die Arme auf Schulterhöhe zu den Seiten aus und drehen Sie die Handflächen zum Boden. Halten Sie die Fingerspitzen aktiv gestreckt.

→ Für die klassische Plié-Position drehen Sie nun die Fußspitzen etwa im 45-Grad-Winkel nach außen und drücken die Fersen aneinander. Aktivieren Sie gleichzeitig die Oberschenkelmuskeln und drehen Sie die Oberschenkelrückseiten zueinander (1).

→ Halten Sie den Oberkörper aufrecht und mittig, während Sie jetzt die Knie langsam und kontrolliert tief beugen und dabei die Fersen kraftvoll anheben (2).

→ Drücken Sie sich langsam und kontrolliert wieder nach oben, dann schließen Sie gleich die nächste Wiederholung an.

→ Führen Sie 12 bis 15 Wiederholungen aus.

Wirkung: Diese klassische Übung trainiert Waden, Po und Schenkel und verbessert nebenbei Ihre Haltung.

Gerade bleiben
Strecken Sie Arme und Hände bewusst zu den Seiten aus, um eine intensive Körperspannung und mehr Effektivität zu erzielen.

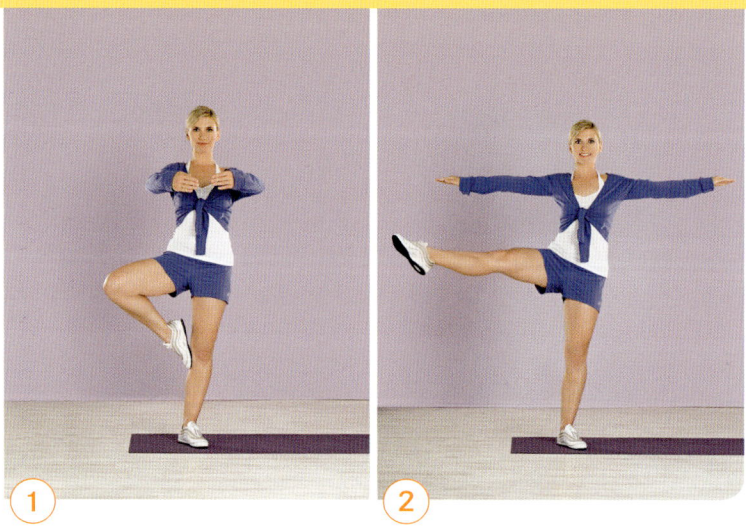

Leg-Kick

→ Stellen Sie sich zunächst aufrecht hin. Richten Sie den Oberkörper auf und halten Sie den Kopf in Verlängerung der Wirbelsäule, die Beine sind geschlossen.

→ Drehen Sie nun die Fußspitzen nur etwa im 30-Grad-Winkel nach außen, also etwas weniger als im klassischen Plié.

→ Führen Sie die Arme auf Schulterhöhe vor den Körper und halten Sie sie leicht gebeugt, sodass die Fingerspitzen zueinander zeigen. Stellen Sie sich dabei vor, Sie würden einen großen Ball umfassen.

→ Nun spannen Sie Bauch und Rücken an. Der Blick ist nach vorn gerichtet.

→ Verlagern Sie nun Ihr Gewicht auf das linke Bein und heben Sie das rechte Bein angewinkelt an. Legen Sie die Fußsohle an die Innenseite des linken Knies und drehen Sie das rechte Knie dabei nach außen. Ihr Fuß ist gepointet **(1)**.

→ Fixieren Sie das rechte Knie und strecken Sie den Unterschenkel aus der Kraft des Oberschenkels zur Seite aus, gleichzeitig führen Sie die Arme gestreckt zu den Seiten und drehen die Handflächen nach unten **(2)**.

→ Anschließend kommen Sie zurück in Position 1.

→ Wiederholen Sie die Bewegung 6 bis 8 Mal pro Seite.

Wirkung: Die Übung formt die vorderen Oberschenkel, trainiert den Po und verhilft zu einer stolzen Haltung des Oberkörpers.

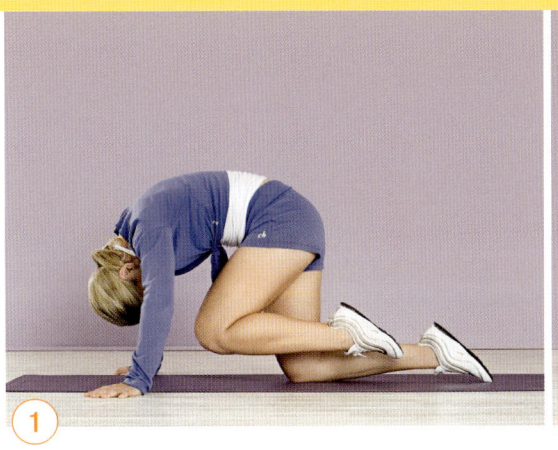
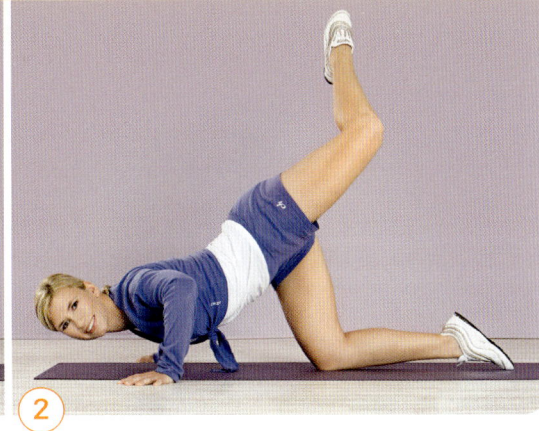

Dance-Push-up

→ Kommen Sie zunächst in den Vierfüßlerstand. Die Knie sind senkrecht unter den Hüften ausgerichtet, die Hände sind mehr als schulterbreit geöffnet und die Fingerspitzen zeigen schräg nach außen. Legen Sie die Fußspitzen ab.

→ Verlagern Sie nun das Gewicht auf Ihr rechtes Bein und lösen Sie das linke Knie vom Boden.

→ Jetzt beugen Sie die Arme ein wenig, ziehen das linke Knie noch etwas nach vorn und das Kinn in Richtung Brust und runden dabei den Rücken (1). Bein-, Arm- und Rumpfmuskeln sind angespannt.

→ Senken Sie nun den Oberkörper ab, indem Sie die Arme tief beugen, und führen Sie das linke Bein leicht angewinkelt weit nach hinten oben. Drehen Sie dabei die Hüfte seitlich auf und den Kopf nach links (2). Gestalten Sie die Bewegung insgesamt möglichst langsam und fließend. Dann dürfen Sie auch ein leichtes Hohlkreuz machen, denn die intensive Körperspannung garantiert, dass Ihr Rücken geschützt ist.

→ Kommen Sie zurück in Position 1. Lösen Sie die Position über den Vierfüßlerstand wieder auf, bevor Sie die Seite wechseln.

→ Wiederholen Sie die Bewegung 8 bis 10 Mal pro Seite.

Wirkung: Diese Übung kräftigt die Brustmuskeln und den Po und verbessert die Beweglichkeit der Wirbelsäule.

Bewusste Ausführung

Achten Sie darauf, beide Bewegungselemente wirklich bewusst auszuführen, also die Arme tief zu beugen und das Bein unter Anspannung des ganzen Körpers nach oben zu führen.

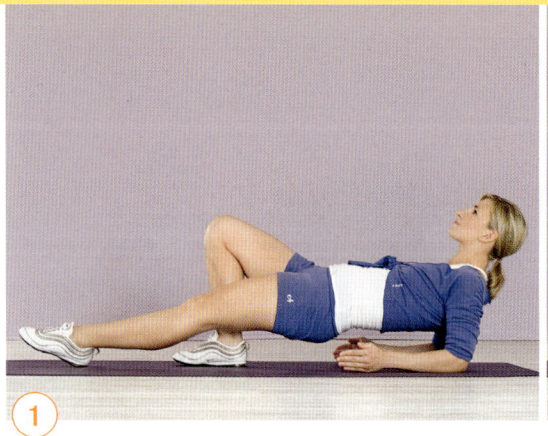 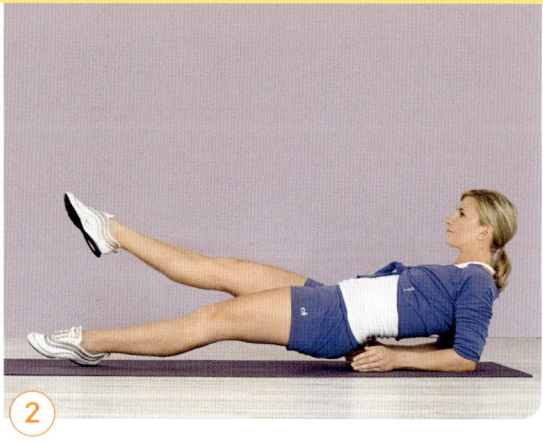

Rücken-Bridge

Streckung kontrollieren
Trainieren Sie am besten vor einem Spiegel, um zu kontrollieren, ob sich der Oberkörper, das Becken und das auf dem Boden abgestellte, gestreckte Bein wirklich in einer Linie befinden.

→ Setzen Sie sich auf den Boden und stellen Sie zunächst die Beine angewinkelt auf. Stützen Sie sich dann hinter dem Rücken auf den Unterarmen ab. Richten Sie die Ellbogen direkt unter den Schultern aus. Die Unterarme liegen parallel zum Körper auf dem Boden. Drehen Sie die Handflächen zum Körper und stellen Sie die Handaußenkanten auf.

→ Nun strecken Sie das linke Bein aus, der rechte Fuß bleibt flach auf dem Boden, das Bein angewinkelt.

→ Spannen Sie Bauch und Rücken an und heben Sie das Becken so weit an, bis sich Oberkörper und linkes Bein auf einer Ebene befinden. Der Fuß des gestreckten Beins ist gepointet. Richten Sie Ihren Blick schräg zur Decke **(1)**.

→ Nun strecken Sie Ihr rechtes Bein langsam nach vorn aus und heben es mit gepointeter Fußspitze möglichst weit an. Das Becken bleibt gerade, die Hüften parallel **(2)**.

→ Halten Sie die Position für 2 bis 3 Atemzüge. Senken Sie das rechte Bein wieder langsam und kontrolliert ab und stellen Sie den Fuß auf. Das Becken bleibt angehoben. Wechseln Sie dann die Seite.

→ Führen Sie die Bewegung insgesamt 3 Mal pro Seite im Wechsel aus.

Wirkung: Diese Übung kräftigt Rücken und Schultern, Po und Beinrückseiten und stärkt die Mitte.

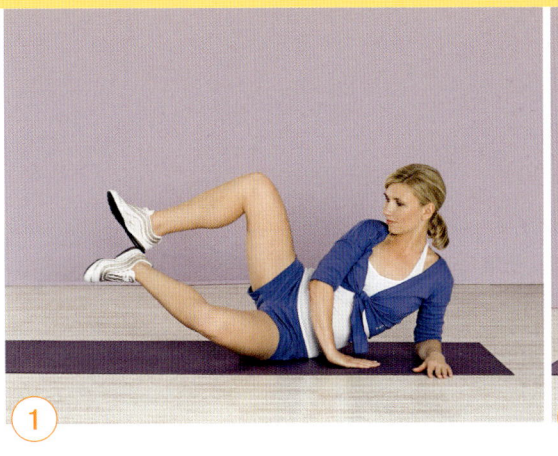

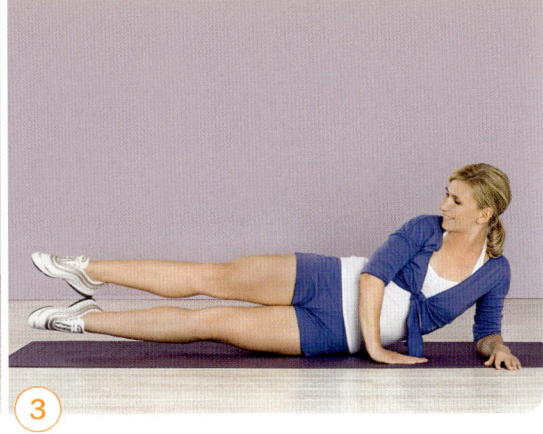

Beinformer

→ Legen Sie sich mit angewinkelten Beinen auf die linke Seite. Stützen Sie sich auf dem linken Unterarm ab und richten Sie den Ellbogen senkrecht unter dem Schultergelenk aus. Die rechte Hand ist locker vor dem Körper abgestützt. Drücken Sie sich aus der Schulter heraus nach oben.

→ Bauen Sie die Bauchspannung auf. Lösen Sie die Beine vom Boden und öffnen Sie dabei die Knie weit. Gleichzeitig drehen Sie die Fußspitzen nach außen und pressen die Fersen aneinander. Die Fußspitzen sind leicht geflext (1).

→ Jetzt flexen Sie die rechte Fußspitze noch mehr und strecken das Bein langsam nach oben aus (2). Halten Sie mithilfe der Bauchspannung das Becken möglichst aufrecht.

→ Senken Sie das rechte Bein wieder ab und strecken Sie gleichzeitig das linke Bein nach vorn aus, ohne jedoch die Beine auf dem Boden abzulegen. Drücken Sie nun die Fersen in Plié-Stellung wieder aneinander (3).

→ Anschließend beginnen Sie wieder bei Position 1.

→ Wiederholen Sie den gesamten Bewegungsablauf 8 bis 10 Mal, legen Sie dann die Beine ab und wechseln Sie die Seite.

Wirkung: Die Übung strafft und kräftigt die Beinmuskulatur, vor allem die Oberschenkelinnenseiten.

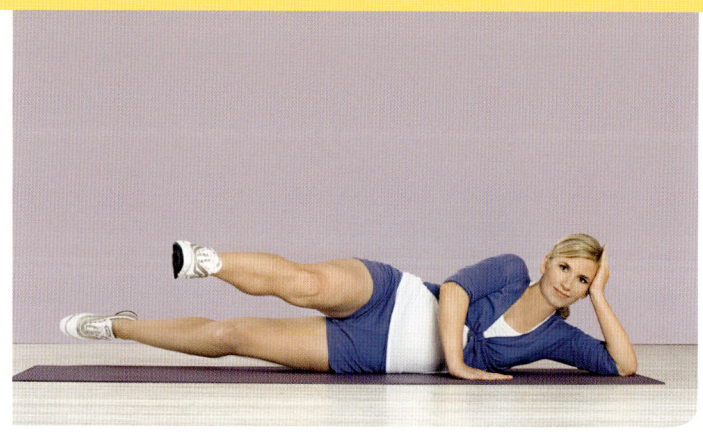

Schenkel-Shift

Nicht pausieren
Absolvieren Sie alle Wiederholungen zügig nacheinander, ohne zwischendurch die Beine abzulegen oder in der Körperspannung nachzulassen. Nur so ist der bestmögliche Trainingseffekt gewährleistet.

→ Legen Sie sich auf die linke Seite und stützen Sie Ihren Kopf mit der linken Hand ab. Stützen Sie die rechte Hand locker vor dem Körper ab.

→ Strecken Sie die Beine in Verlängerung des Oberkörpers aus. Achten Sie darauf, dass das Becken senkrecht aufgestellt ist und nicht nach hinten wegkippt. Spannen Sie deshalb Bauch und Rücken an, um es zu stabilisieren. Auch die vor dem Körper abgestützte Hand hilft dabei mit. Drücken Sie sich zusätzlich mit dem linken Ellbogen etwas aus der Schulter heraus nach oben.

→ Lösen Sie nun die Beine vom Boden und halten Sie sie geschlossen. Drücken Sie die Fersen aneinander und drehen Sie die Oberschenkelvorderseiten leicht nach außen. Sämtliche Beinmuskeln sind nun aktiv. Die Fußspitzen sind gepointet.

→ Führen Sie nun das rechte Bein langsam nach vorn und ziehen Sie das linke Bein gleichzeitig nach hinten **(Bild)**.

→ Anschließend wechseln Sie die Position der Beine in einer langsamen und kontrollierten Bewegung, indem Sie das linke Bein nach vorn und gleichzeitig das rechte Bein nach hinten ziehen.

→ Wiederholen Sie den Bewegungsablauf 12 bis 15 Mal. Dann legen Sie die Beine ab und wechseln die Seite.

Wirkung: Die Übung kräftigt die Oberschenkelinnenseiten und zusätzlich die Schultern.

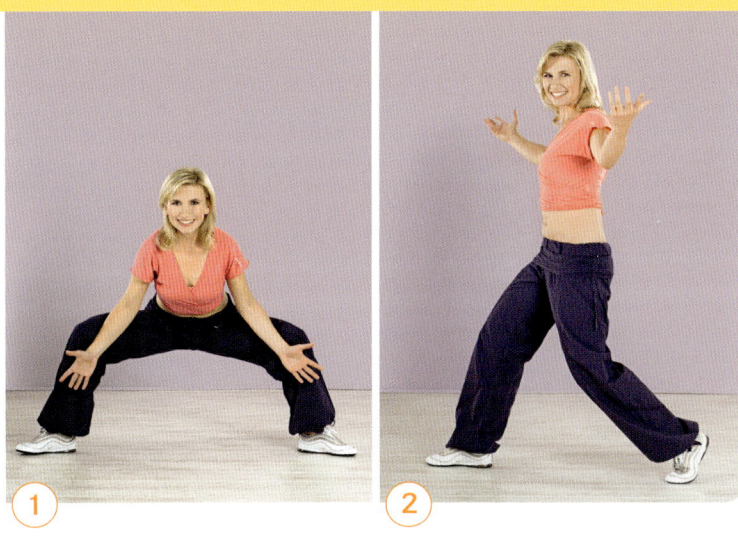

Deep Stretch

→ Gehen Sie in eine große Grätsche und drehen Sie Zehenspitzen und Knie nach außen. Der Oberkörper ist mittig ausgerichtet und aufrecht. Spannen Sie Bauch und Rücken leicht an.

→ Beugen Sie nun die Knie tief, drehen Sie die Handflächen nach vorn und drücken Sie die Unterarme mit leicht gebeugten Ellbogen gegen die Oberschenkelinnenseiten. Der Rücken ist gestreckt (1).

→ Halten Sie die Dehnung für 1 bis 2 Minuten.

Wirkung: Dehnung vor allem der Oberschenkelinnenseiten.

Hip-Stretch

→ Machen Sie mit dem rechten Fuß einen Schritt nach vorn, richten Sie Ihren Oberkörper auf, strecken Sie den Rücken und spannen Sie den Bauch leicht an.

→ Heben Sie die linke Ferse an und beugen Sie die Knie etwas.

→ Strecken Sie die Arme mit den Handflächen nach oben auf Schulterhöhe zu den Seiten aus, die Ellbogen sind leicht gebeugt (2).

→ Schieben Sie die Hüfte bewusst nach vorn, ziehen Sie gleichzeitig die Arme weiter nach hinten, um Hüftbeuger und Brust zu dehnen.

→ Halten Sie die Position für 3 bis 4 Atemzüge, dann wechseln Sie die Beine.

Wirkung: Diese Übung richtet den Oberkörper auf, verbessert die Haltung und dehnt die Muskeln an Hüfte, Oberschenkeln und Brust.

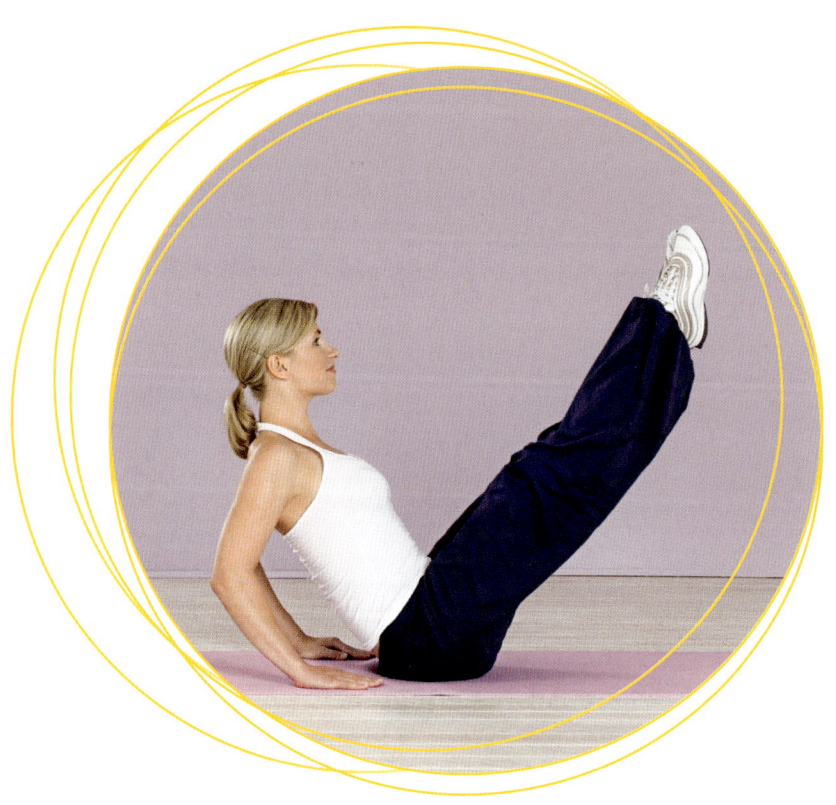

Pilates intensiv

Grazile Bewegungen, tolle Beine und eine prima
Haltung sind Ihnen mit diesen Übungen sicher.
Angelehnt an die Pilates-Lehre vereint dieses
Workout das Beste aus dem Tänzertraining mit
den effektivsten Klassikern des Bodyshapings.
Gut gedehnte, entspannte Muskeln sind ein
schöner Nebeneffekt.

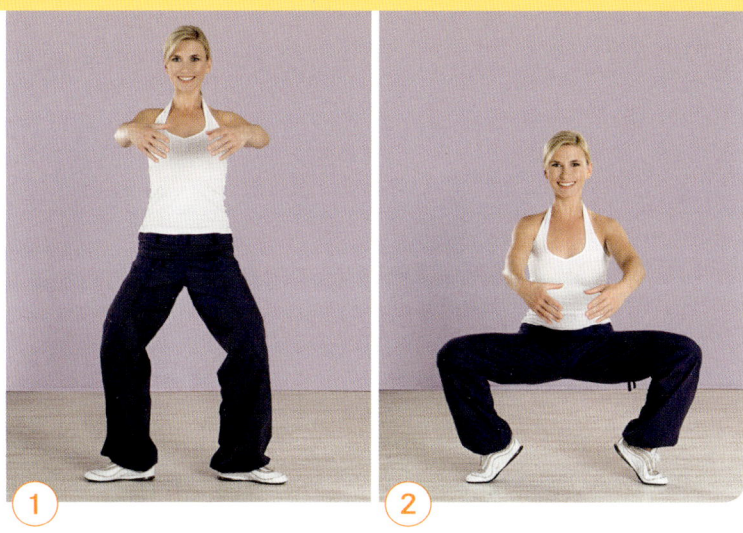

Plié-Squat

→ Stellen Sie sich aufrecht hin und öffnen Sie die Füße schulterbreit.
→ Drehen Sie nun Füße, Knie und Oberschenkel nach außen und beugen Sie die Knie nur so weit, dass beide Fersen noch auf dem Boden bleiben.
→ Richten Sie den Oberkörper auf und spannen Sie Rücken und Bauch fest an. Ziehen Sie die Schulterblätter nach hinten unten und lassen Sie den Nacken möglichst entspannt. Ihr Blick ist nach vorn gerichtet.
→ Führen Sie die Arme auf Schulterhöhe vor den Körper und halten Sie sie leicht gebeugt, sodass die Fingerspitzen zueinander zeigen. Stellen Sie sich dabei vor, Sie würden mit den Armen einen großen Ball umfassen (1).
→ Beugen Sie nun sehr langsam und kontrolliert die Knie tief und heben Sie gleichzeitig die Fersen weit an. Halten Sie dabei die Spannung in den Füßen. Die Arme bleiben auf Schulterhöhe und der Oberkörper aufrecht (2).
→ Drücken Sie sich anschließend wieder ebenso langsam in die Ausgangsposition hoch (1).
→ Absolvieren Sie insgesamt 12 bis 15 Wiederholungen.
Wirkung: Diese Übung strafft Oberschenkel, Po und Waden, schult das Gleichgewicht und fördert eine aufrechte Haltung.

Gewicht verlagern
Achten Sie bei dieser Übung in Position 1 besonders darauf, das Gewicht auf die Fersen zu verlagern und die Knie nach außen gedreht zu halten. So schonen Sie Ihre Kniegelenke besser.

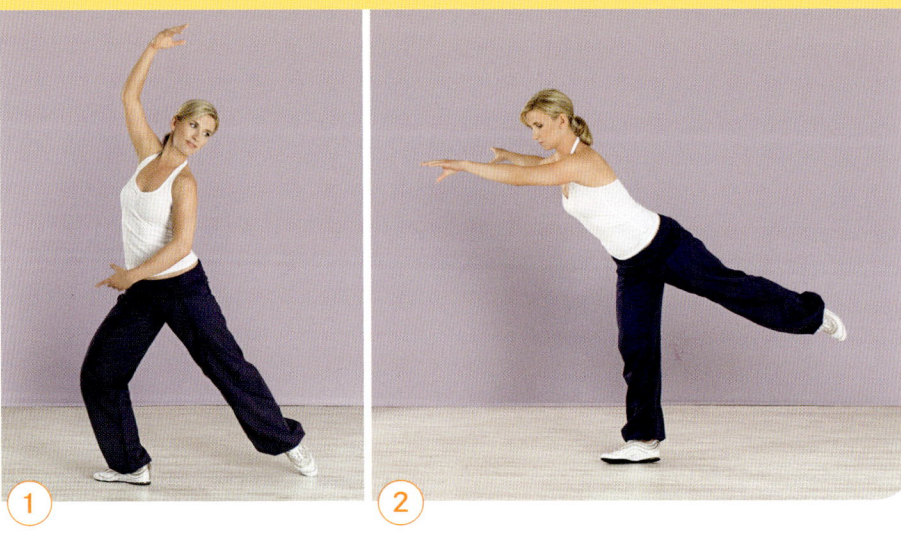

Beinschwebe

→ Machen Sie mit dem linken Bein einen Ausfallschritt nach hinten, der rechte Fuß ist vorn. Drehen Sie die Fußspitze und das Knie des rechten Beins etwa im 30-Grad-Winkel nach außen und verlagern Sie Ihr Gewicht dann auf den rechten Fuß.

→ Strecken Sie das linke Bein durch. Jetzt berührt nur noch die Fußspitze den Boden.

→ Führen Sie den linken Arm leicht gebeugt diagonal vor den Körper, sodass Ihre Hand vor der rechten Hüfte positioniert ist. Nehmen Sie den rechten Arm leicht gebeugt über den Kopf. Richten Sie Ihren Blick über die linke Schulter nach hinten und legen Sie dabei den Kopf leicht in den Nacken. Ihr Oberkörper befindet sich nun in einer leichten Rückbeugung **(1)**.

→ Lösen Sie nun das linke Bein vom Boden und heben Sie es gestreckt nach hinten an. Neigen Sie den Oberkörper nach vorn und strecken Sie das Standbein durch. Gleichzeitig strecken Sie den linken Arm nach vorn und den rechten zur Seite aus. Ihr Blick ist jetzt schräg nach vorn zum Boden gerichtet **(2)**. Das linke Bein und Ihr Oberkörper bilden in etwa eine Linie.

→ Kommen Sie dann langsam wieder in Position 1 zurück.

→ Absolvieren Sie 12 bis 15 Wiederholungen pro Seite.

Wirkung: Diese Übung trainiert die Oberschenkelvorderseiten sowie den Po und macht den Oberkörper beweglich.

Für eine elegante Haltung
Für eine anmutige Haltung ist hier die Rückbeugung des Oberkörpers besonders wichtig. Beugen Sie außerdem das Knie nicht zu tief, damit Sie sich auch wieder hochdrücken können.

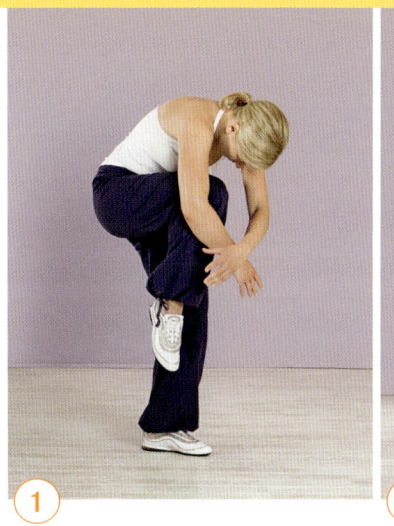 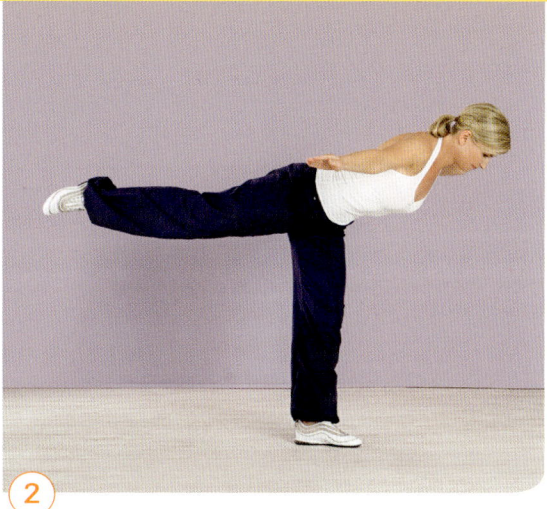

Knee-Curl

→ Stellen Sie sich zunächst mit geschlossenen Beinen aufrecht hin und spannen Sie Bauch und Rücken leicht an. Nun beugen Sie die Beine etwas und verlagern Ihr Gewicht auf das linke Bein.

→ Lösen Sie den rechten Fuß vom Boden und ziehen Sie das Knie auf Hüfthöhe nach oben. Gleichzeitig runden Sie den Oberkörper und führen die Arme leicht gebeugt vor das Schienbein des angezogenen Knies. Kreuzen Sie die Arme auf Höhe der Handgelenke (1). Das Standbein bleibt leicht gebeugt.

→ In einer langsamen und fließenden Bewegung strecken Sie nun das rechte Bein nach hinten aus, ziehen gleichzeitig die Arme zu den Seiten und strecken den Rücken. Auch das Standbein ist nun durchgestreckt. Oberkörper und rechtes Bein befinden sich in einer Waagrechten parallel zum Boden (2).

→ Kommen Sie in einer fließenden Bewegung wieder in Position 1 zurück. Achten Sie darauf, dass Sie die Spannung in Bauch und Rücken beibehalten. Spannen Sie zusätzlich die Oberschenkelmuskeln des Standbeins an.

→ Wiederholen Sie die Bewegung 8 bis 12 Mal pro Seite.

Wirkung: Diese Übung formt die gesamte Beinmuskulatur und verbessert auch die Haltung.

Gleichgewicht bewahren

Fixieren Sie einen festen Punkt vor sich auf dem Boden. Das hilft Ihnen, das Gleichgewicht zu halten.

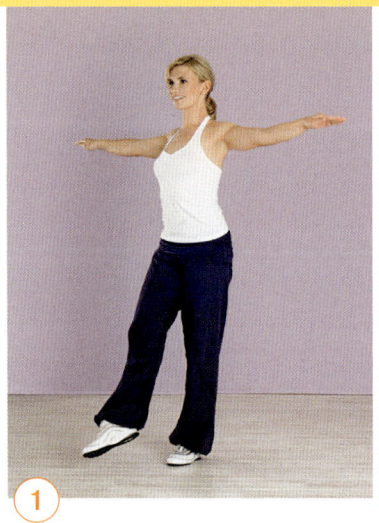 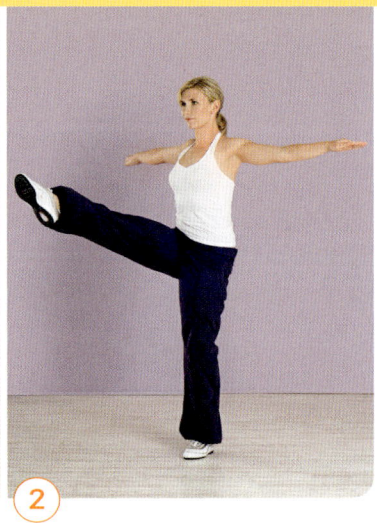

Frontlift

→ Stellen Sie sich mit geschlossenen Beinen aufrecht hin und drehen Sie die Zehenspitzen nur leicht nach außen. Strecken Sie die Arme mit den Handflächen nach unten auf Schulterhöhe zur Seite aus. Lassen Sie Schultern und Nacken entspannt sinken. Halten Sie den Kopf in Verlängerung der Wirbelsäule, Ihr Blick ist nach vorn gerichtet.

→ Spannen Sie Bauch, Beckenboden und Rücken an.

→ Verlagern Sie nun das Gewicht auf Ihr linkes Bein, lösen Sie den rechten Fuß vom Boden und strecken Sie das Bein nach vorn. Pointen Sie dabei die Fußspitze und drehen Sie sie nach außen (1).

→ Heben Sie das rechte Bein nun gestreckt so weit wie möglich an, ohne in der Hüfte einzuknicken, und führen Sie 15 bis 20 schnelle, federnde Hoch- und Tiefbewegungen aus (2). Achten Sie darauf, dass Sie die Körperspannung beibehalten und den Oberkörper aufrecht und ruhig halten.

→ Senken Sie dann das Bein wieder und stellen Sie den Fuß auf dem Boden ab. Wechseln Sie die Seite.

Wirkung: Diese Übung kräftigt vor allem die Vorder- und Innenseite des Oberschenkels, stärkt den Rücken und verbessert Körperspannung und -haltung.

Bauchspannung halten
Ziehen Sie stets den Bauchnabel nach innen und oben in Richtung Rippen, um die Bauchspannung zu verstärken. Diese unterstützt die Aufrichtung des Oberkörpers.

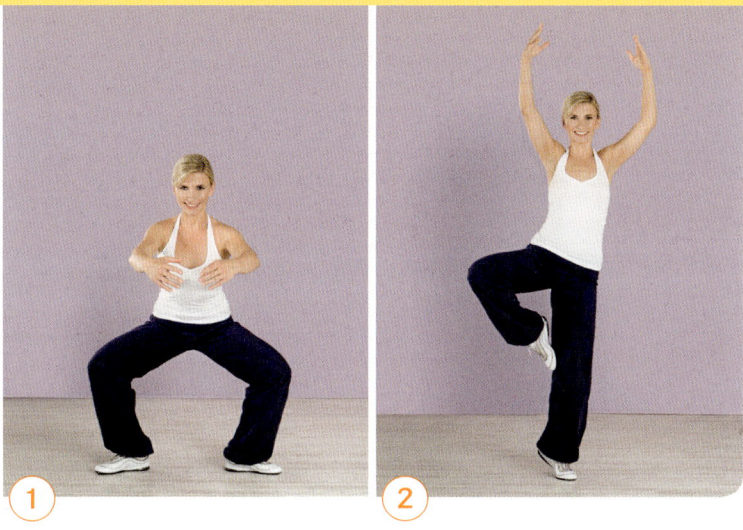

Body-Balance

→ Öffnen Sie die Beine etwas mehr als schulterbreit und drehen Sie die Fußspitzen nach außen. Füße, Knie und Oberschenkel befinden sich auf einer Achse.

→ Halten Sie den Oberkörper zunächst aufrecht. Heben Sie die Arme leicht gebeugt etwa auf Schulterhöhe nach vorn an, sodass die Fingerspitzen zueinander zeigen. Bauch und Rücken sind angespannt.

→ Drücken Sie die Fersen fest in den Boden und beugen Sie die Knie nur so weit, dass die Fersen sich nicht vom Boden lösen. Dabei neigen Sie den Oberkörper aus der Hüfte heraus leicht nach vorn **(1)**.

→ Verlagern Sie nun das Gewicht auf Ihr linkes Bein und kommen Sie in einer dynamischen Bewegung in die Streckung, wobei Sie die rechte Fußsohle an die Innenseite des linken Knies ziehen und das rechte Knie weit zur Seite öffnen. Gleichzeitig ziehen Sie die Arme leicht gebeugt über den Kopf **(2)**.

→ Halten Sie die Position für 2 bis 3 Atemzüge und kommen Sie dann zurück in die Ausgangsposition **(1)**.

→ Führen Sie pro Seite 5 bis 6 Wiederholungen aus.

Wirkung: Diese Übung modelliert und strafft sehr effektiv Waden, Po und Bauch.

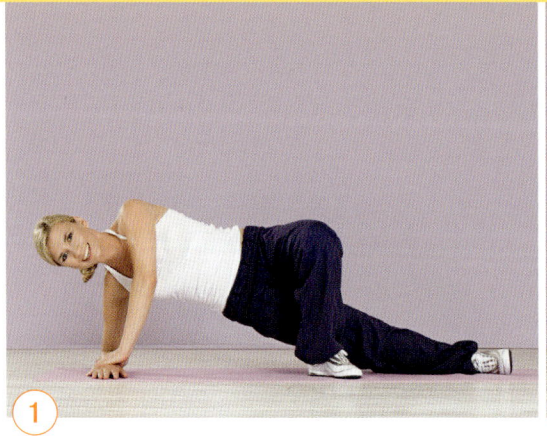 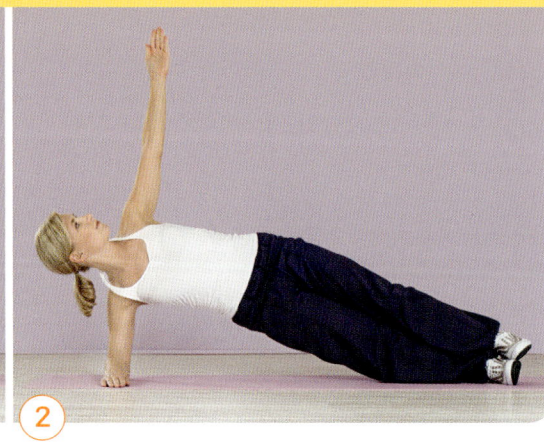

Seitstütz

→ Stützen Sie sich in Seitlage mit gestreckten Beinen auf dem rechten Unterarm ab und positionieren Sie dabei den Ellbogen senkrecht unter dem Schultergelenk. Die Fingerspitzen zeigen nach vorn. Halten Sie Ihren Kopf in Verlängerung der Wirbelsäule.

→ Setzen Sie nun den linken Fuß vor dem rechten Knie auf dem Boden auf, das rechte Bein bleibt gestreckt in Verlängerung des Oberkörpers.

→ Fassen Sie mit der linken Hand das rechte Handgelenk, bauen Sie die Bauchspannung auf und heben Sie die Hüfte so weit an, dass sich Oberkörper und Becken auf einer Ebene befinden (1). Drücken Sie sich bewusst aus der Schulter heraus nach oben.

→ Führen Sie nun den linken Arm in einer weiten Bewegung gestreckt nach oben und lassen Sie Ihren Blick zur Hand folgen. Erhöhen Sie die Bauchspannung.

→ Lösen Sie nun den linken Fuß vom Boden und legen Sie das Bein gestreckt auf das andere (2).

→ Halten Sie diese Position für 2 bis 3 Atemzüge. Stellen Sie dann den linken Fuß wieder vor dem rechten Knie auf, ohne die Hüfte abzusenken.

→ Wiederholen Sie die Übung 2 bis 3 Mal pro Seite.

Wirkung: Diese Übung trainiert und strafft Bauch und Taille. Außerdem werden die Schultern gekräftigt.

Arme anspannen
Wenn Sie die Arme in der gestreckten Position fest anspannen, verstärken Sie den Effekt der Übung. Sie können sich besser aus der Schulter hochdrücken und entlasten so das Schultergelenk.

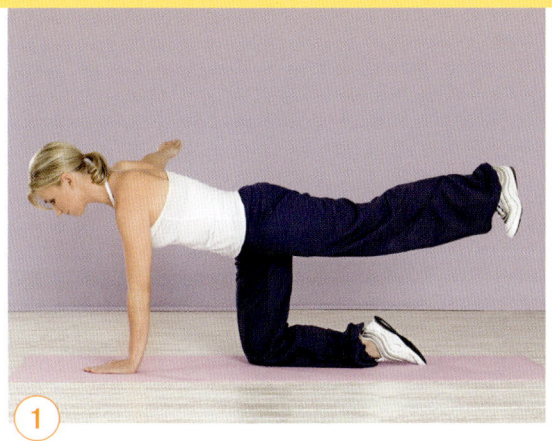 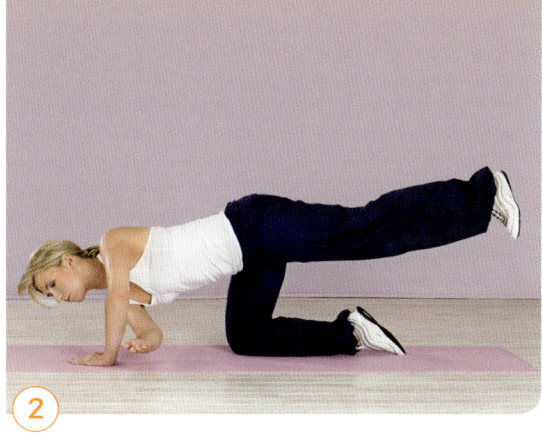

Rückentwist

→ Beginnen Sie die Übung im Vierfüßlerstand. Die Handgelenke sind senkrecht unter den Schultergelenken platziert, die Kniegelenke direkt unter den Hüften. Die Fingerspitzen zeigen nach vorn.

→ Halten Sie den Rücken gerade und aktivieren Sie Bauch und Beckenboden. Ihr Kopf ist in Verlängerung der Wirbelsäule, die Fußspitzen sind abgelegt.

→ Verteilen Sie nun das Gewicht auf das rechte Bein und die linke Hand. Lösen Sie das linke Bein und den rechten Arm vom Boden, strecken Sie das linke Bein nach hinten und gleichzeitig den rechten Arm in Verlängerung des Schultergürtels zur Seite aus. Die Handfläche zeigt nach unten, die Fußspitze ist angezogen (1).

→ Beugen Sie jetzt den linken Ellbogen, bringen Sie Ihren Oberkörper tief und ziehen Sie gleichzeitig den rechten Arm unter dem Körper hindurch auf die andere Seite. Halten Sie den rechten Arm gestreckt knapp über dem Boden, die Handfläche zeigt nun nach oben. Ihr Blick geht zum gebeugten Arm nach links (2).

→ Kommen Sie langsam zurück in die Ausgangsposition.

→ Wiederholen Sie den Bewegungsablauf 12 bis 15 Mal pro Seite.

Wirkung: Diese Übung formt die Taille, stärkt Schultern und Rücken und verbessert Koordination und Balance.

Spannung halten
Achten Sie während der gesamten Übungsausführung darauf, den Rücken gerade und den Bauch angespannt zu halten.

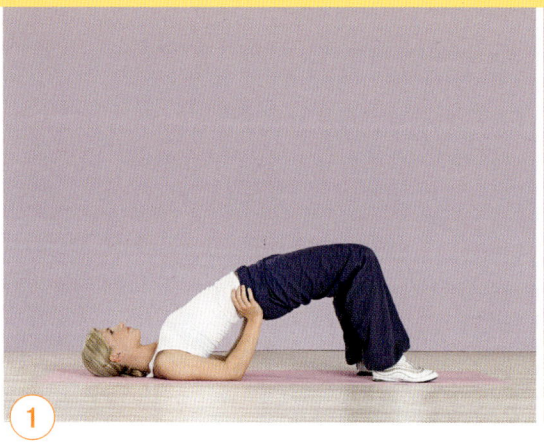
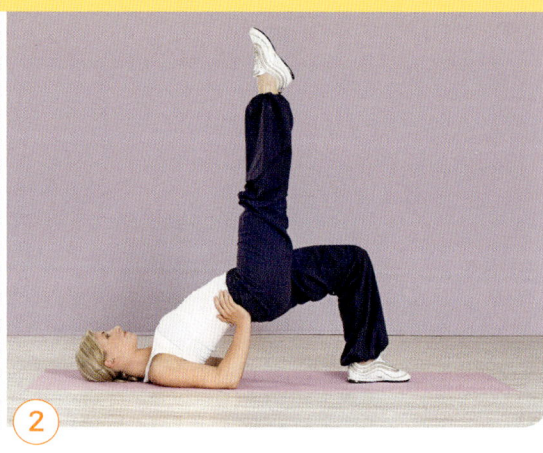

Schulterbrücke

→ Beginnen Sie die Übung in der Rückenlage. Die Beine sind geschlossen, die Füße flach auf dem Boden aufgestellt. Die Arme liegen mit den Handflächen nach unten seitlich eng am Körper auf dem Boden. Aktivieren Sie die Bauchspannung.

→ Heben Sie das Becken so weit an, bis der Oberkörper nur noch auf Schultern und Nacken ruht. Beugen Sie nun die Ellbogen und stützen Sie mit den Händen das Becken ab (1).

→ Verlagern Sie nun Ihr Gewicht auf die linke Seite und lösen Sie den rechten Fuß vom Boden. Strecken Sie das rechte Bein langsam nach oben aus und pointen Sie die Fußspitze (2).

→ Senken Sie dann langsam das rechte Bein gestreckt so weit ab, bis beide Oberschenkel parallel zueinander sind.

→ Anschließend führen Sie das Bein wieder gestreckt nach oben in die Senkrechte.

→ Wiederholen Sie die Bewegung 8 bis 10 Mal, stellen Sie dann das Bein ab und wechseln Sie die Seite.

Wirkung: Diese Übung strafft den Po und trainiert die Beine. Außerdem dehnt und trainiert sie den Hüftbeuger und verbessert so die Beweglichkeit.

Den Nacken entspannen
Lassen Sie während der Übung den Nacken und die Schultern möglichst entspannt und ziehen Sie das Kinn leicht in Richtung Brust. So ist Ihre Halswirbelsäule optimal geschützt.

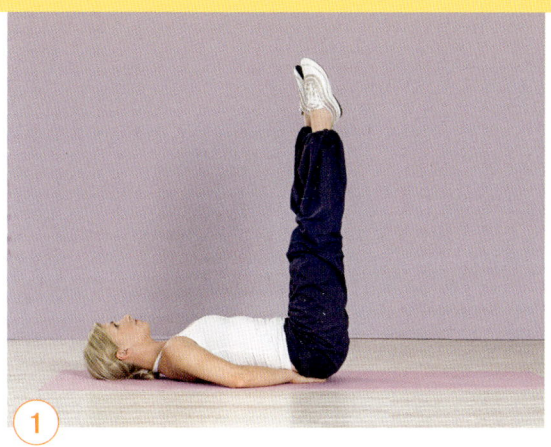 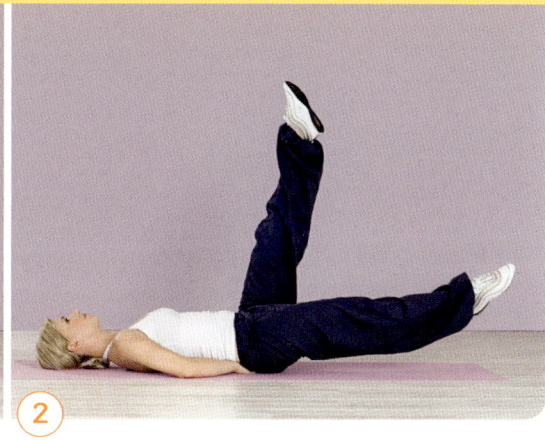

Legshift

→ Legen Sie sich auf den Rücken und stellen Sie die geschlossenen Füße zunächst flach auf den Boden.

→ Heben Sie das Becken leicht an und schieben Sie die Hände mit den Handflächen nach unten auf Höhe des Kreuzbeins unter den unteren Rücken. Lassen Sie den Bauchnabel nach innen sinken und bauen Sie die Bauchspannung auf. Der Nacken ist entspannt.

→ Lösen Sie die Füße vom Boden und strecken Sie die Beine geschlossen nach oben aus. Pointen Sie die Fußspitzen und drücken Sie die Fersen aneinander. Dabei drehen sich die Oberschenkel etwas nach außen **(1)**.

→ Verstärken Sie nun die Bauchspannung und senken Sie aus der Kraft Ihrer Bauchmuskeln das rechte Bein bis knapp über den Boden ab **(2)**. Ihr Oberkörper bleibt dabei ruhig und stabil, der Rücken fest auf dem Boden.

→ Wechseln Sie nun in einer möglichst dynamischen Bewegung die Position der Beine: Die Beine scheren. Wenn Sie also das rechte Bein wieder nach oben strecken, senken Sie gleichzeitig das linke Bein ab.

→ Wiederholen Sie die Bewegung 20 bis 25 Mal im Wechsel.

Wirkung: Mit dieser Übung kräftigen und straffen Sie vor allem die Beine, trainieren aber auch die Bauchmuskeln und die untere Rückenmuskulatur intensiv.

Grenzen finden
Senken Sie das Bein jeweils nur so weit ab, dass Sie es auch wieder, ohne in ein Hohlkreuz zu fallen, langsam und kontrolliert anheben können. Auf diese Weise schützen Sie Ihren Lendenwirbelbereich.

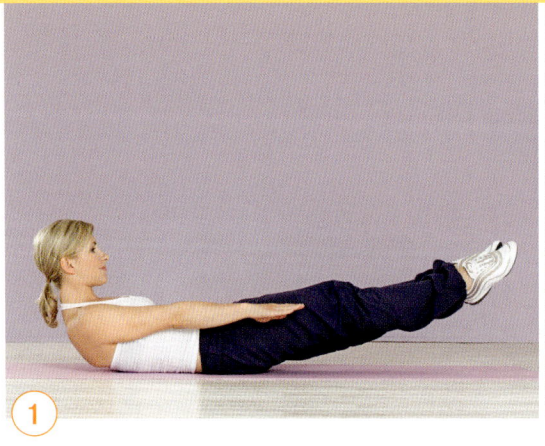 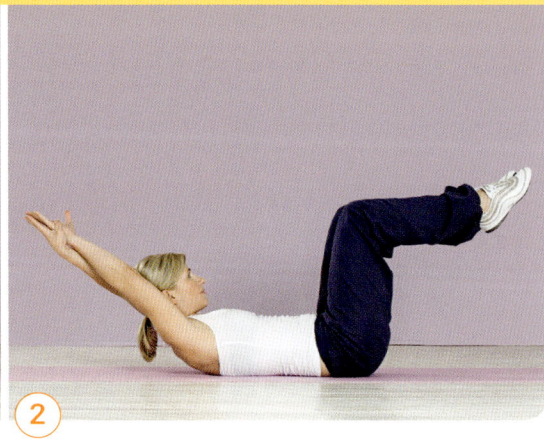

Mittenformer

→ Legen Sie sich mit aufgestellten Füßen auf den Rücken. Ziehen Sie den Bauchnabel nach innen oben und aktiveren Sie so Bauch und Beckenboden. Die Arme liegen seitlich am Körper.

→ Heben Sie Arme und Beine an und lösen Sie Kopf und Schultern vom Boden.

→ Halten Sie die Bauchspannung, strecken Sie die Beine nach oben aus und senken Sie sie langsam so weit in Richtung Boden ab, ohne dass sich der untere Rücken vom Boden löst.

→ Führen Sie mit gestreckten Armen 100 kleine, pumpende Hoch- und Tiefbewegungen aus **(1)**. Atmen Sie gleichmäßig weiter.

Wirkung: Hier werden die Mitte und der gesamte Bauch gestrafft.

Powercrunch

→ Halten Sie die Unterschenkel parallel zum Boden und die Knie senkrecht über den Hüften. Strecken Sie die Arme hinter dem Kopf aus und kreuzen Sie die Hände, der Kopf liegt locker auf den Armen.

→ Bauen Sie die Bauchspannung auf. Lösen Sie die Arme vom Boden und heben Sie den Oberkörper an **(2)**. Dann senken Sie ihn wieder ab, ohne ihn abzulegen.

→ Führen Sie insgesamt 25 bis 30 Wiederholungen aus.

Wirkung: Der Klassiker unter den Bauchübungen kräftigt ganz gezielt die Mitte.

Hüftbeuger ausschalten

Stellen Sie sicher, dass Sie die Beine nicht zu weit nach unten senken. So schalten Sie den Hüftbeuger aus und widmen sich viel intensiver der Kräftigung Ihrer Bauchmuskulatur.

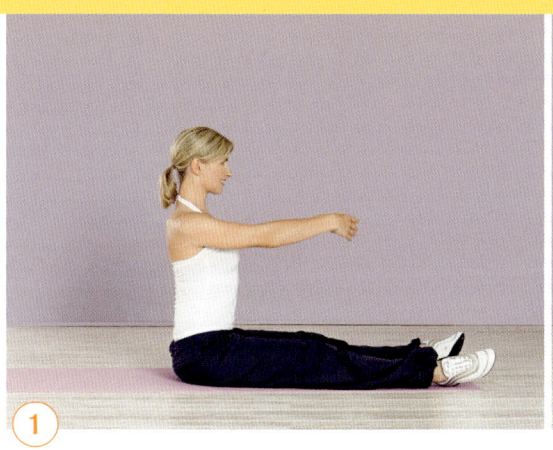

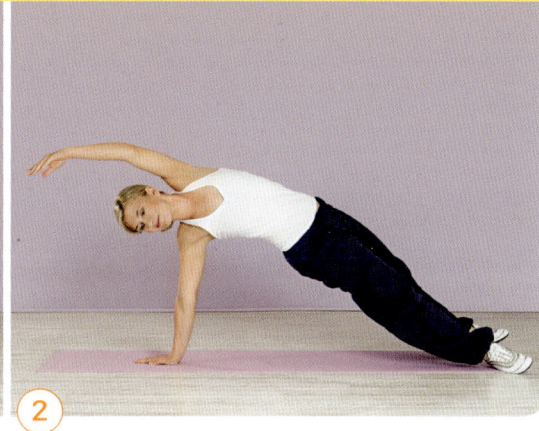

Reverselift

→ Setzen Sie sich mit gestreckten und geschlossenen Beinen auf den Boden. Richten Sie den Rücken ganz bewusst auf und drücken Sie die Sitzbeinhöcker in den Boden. Schultern, Nacken und Arme sind entspannt.

→ Nun öffnen Sie die Beine schulterbreit, pointen die Fußspitzen und drehen dabei die Füße leicht nach außen. Strecken Sie die Arme auf Schulterhöhe locker nach vorn aus und aktivieren Sie jetzt den Beckenboden. Ihr Blick ist nach vorn gerichtet (1).

→ Setzen Sie nun die rechte Hand hinter dem Körper auf. Ziehen Sie den linken Arm gestreckt über den Kopf nach hinten, heben Sie gleichzeitig das Becken an und kippen Sie die linke Hüfte dabei etwas zur Seite (2). Es sind nur noch die Fußaußenkanten und die rechte Hand auf dem Boden. Ihr Körper formt sich zu einem leichten Bogen, Ihr Blick ist nun schräg zum Boden gerichtet.

→ Halten Sie die Position für 2 bis 3 Atemzüge, dann kommen Sie zurück in die Ausgangsposition und wiederholen die Bewegung zur anderen Seite.

→ Absolvieren Sie die Bewegung 10 bis 12 Mal im Wechsel.

Wirkung: Diese Übung stärkt Schultern, Arme und oberen Rücken, dehnt die Bauchmuskulatur, den Hüftbeuger und die Taille.

Die Intensität steigern
Versuchen Sie, noch stärker in die Dehnung zu gehen, indem Sie das Becken noch etwas weiter anheben.

Sachregister

Dank der Autorin

Die Autorin bedankt sich bei ihrer Familie für die Unterstützung durch stundenlanges Babysitten, bei Verlag und Lektorin für viel Verständnis für die neue Familiensituation sowie bei den Ausstattern Nike und USA Pro für tolle Outfits.

Nützliche Kontakte und Links zu Experten und Infoseiten

Empfehlenswerte Internetseiten

www.gutgeheilt.de
Die Website der Physiotherapeutin Sandra Gutheil hält zahlreiche Infos sowie die Kontaktdaten zur Vereinbarung eines persönlichen Beratungsgesprächs für Sie bereit.

www.ifaa.de
Hier können Sie sich zum Fitness Instructor ausbilden lassen und die vielen Jobmöglichkeiten der Fitnessbranche erkunden.

www.ninawinkler.de
Auf der Homepage der Autorin können Sie mit ihr Kontakt aufnehmen, Lob oder Kritik loswerden und die neuesten Infos zu Artikeln und Seminaren erfahren. Des Weiteren finden Sie zahlreiche nützliche Links.

www.shape.de
Die Website der Zeitschrift »Shape« bietet Ihnen die neuesten Fitnesstrends und interessante News rund um das Thema Training.

www.sporthopaedicum.de
Auf der Website der Praxisgemeinschaft von Dr. Tomas Buchhorn finden Sie neben den Standorten in Deutschland zahlreiche Infos zu den jeweiligen Ärzten, der Praxis und dem Behandlungsspektrum vor Ort. Die Praxisgemeinschaft ist in Berlin, München, Regensburg und Straubing vertreten. Die Fachärzte sind spezialisiert auf Schulter, Ellenbogen, Hand, Hüfte, Knie, Sprunggelenk und Fuß.

www.villavitalia.de
Erkunden Sie die Villa Vitalia des Südwest Verlags. Im Fitnessraum finden Sie die Kolumne der Autorin zu den neuesten Trends im Fitnessbereich. Reinschauen lohnt sich!

Adressen, die hilfreich sind

Deutschland
Deutsche Gesellschaft für Ernährung e. V.
Godesberger Allee 18
53175 Bonn
www.dge.de

Deutscher Olympischer Sportbund
Otto-Fleck-Schneise 12
60528 Frankfurt am Main
www.dosb.de